职业病危害控制理论及典型案例分析

张乐　张海东　宁博　著

李士雪　主审

山东大学出版社

图书在版编目(CIP)数据

职业病危害控制理论及典型案例分析/张乐,张海东,宁博著. —济南:山东大学出版社,2018.12
ISBN 978-7-5607-6278-4

Ⅰ. ①职… Ⅱ. ①张… ②张… ③宁… Ⅲ. ①职业病—防治 Ⅳ. ①R135

中国版本图书馆 CIP 数据核字(2018)第 289676 号

责任编辑:毕文霞
封面设计:张 荔

出版发行:山东大学出版社
　　　社　　址　山东省济南市山大南路 20 号
　　　邮　　编　250100
　　　电　　话　市场部(0531)88363008
经　销:新华书店
印　刷:山东和平商务有限公司
规　格:720 毫米×1000 毫米　1/16
　　　12.75 印张　234 千字
版　次:2018 年 12 月第 1 版
印　次:2018 年 12 月第 1 次印刷
定　价:30.00 元

　　本书的完成受到国家级大学生创新创业训练计划项目(编号:201710439206)的资助,是山东第一医科大学教研课题(编号:XY2018042 和 XY2018043)的成果之一。

前　言

　　以问题为基础(problem based learning,PBL)的教学法是符合现代教育理念需要而发展起来的一种新的医学教学模式。与传统的"老师教、学生学"的教育模式相比,PBL教学法倡导以学生为中心,以问题为导向,鼓励学生自主地去思考问题、发现问题、分析问题和解决问题,可激发学生的学习兴趣,促使其主动学习,有利于培养学生创新性思维的习惯和终身学习的能力。

　　"职业卫生与职业医学"是预防医学的一个分支学科,其主要任务是识别、评价、预测和控制不良劳动条件对职业人群健康的影响。传统的"职业卫生与职业医学"课程教学主要以教师讲授为主,学生依靠课本、实习指导等纸质资料,辅以教师准备的演示文稿进行学习。在这种教学模式下,学生虽对某些理论较易掌握,但难以充分培养学生的自主学习能力、激发学生学习热情;这种以理论为主的教学方法不利于提高学生综合分析和解决实际问题的能力。

　　在现有的"职业卫生与职业医学"教学中我们也深深体会到,目前的教学存在以下问题:①过度讲解"职业医学",轻度讲解"职业卫生";②重方法,轻应用;③学生学习效果差。从职业卫生与职业医学教学的现状来看,激发学生学习热情,建立三级预防思维方式,注重教学内容先进性和实用性,提高学生职业病危害因素检测与评价的能力,提高学生去伪存真、甄繁就简的能力,以及引发医学人文思考是职业卫生与职业医学教学改革的当务之急。

　　因此,本课题拟在混合式教学的背景下,以PBL教学模式为改革实施的关键,对预防医学专业课程教学进行教育改革与创新。以职业卫生与职业医学为例,探索一种适合医学院校新的教学模式,进而改善教学效果。本课题以山东第一医科大学预防医学专业学生为研究对象,通过前期准备、案例剖析、自主探究、学习汇报、老师总结、效果评价六大步骤来践行教学模式的改革;并采用"认识—掌握—熟悉—强化"立体化教学手段,强调职业卫生与职业医学的实践性和应用型。本课题不仅能提高预防医学专业学生学习职业卫生与职业医学的兴趣,调动学生主动学习的积极性,培养学生分析问题和解决问题的能力,也有利于优化教师的知识结构,使教师能有意识地快速掌握与 PBL 教学相对应的知识,为新型教师的培养提供一些建议和参考,最终在一定程度上提高 PBL 教学质量,使 PBL 教学模式真正发挥其应有的作用,推动教育教学的深层次改革。

在 PBL 教学模式中,案例的编写至关重要。本书以人民卫生出版社《职业卫生与职业医学》(第八版)为基础,介绍了职业性有害因素、职业性健康损害、职业病的预防与控制等职业病危害控制理论,并编制了职业性损害、铅中毒、汞中毒、氯气中毒、硫化氢中毒、一氧化碳中毒、苯中毒、正己烷中毒、苯胺中毒、三硝基甲苯中毒、有机磷农药中毒、硅沉着病、石棉沉着病、煤工肺尘埃沉着病、中暑、噪声聋、振动病、职业性膀胱癌、职业性有害因素识别、职业病危害预评价、职业病危害控制效果评价等 20 余个职业病危害典型案例。

本书的完成受到山东省高水平应用型专业建设项目的资助。文中教学案例的资料来源有以下几个,在文中均有标注:①教材中现有的案例;②期刊论文;③网络报道。需要注意的是,笔者在编写教学案例时,对这些资料进行了重新编辑及加工,并非简单地摘抄。另外,本书的编写历时一年,在此过程中得到我的爱人曹爽女士及儿子张珈宁的大力支持,在此一并表示感谢。

本书可以作为预防医学专业师生的教辅材料,但由于笔者水平所限,书中难免有疏漏之处,望请谅解。

张 乐

2018 年 9 月于山东第一医科大学

目　录

第一章　职业病危害控制理论

第一节　职业性有害因素

在职业环境中产生和（或）存在的各种可能危害职业人群健康和影响劳动能力的不良因素统称为"职业性有害因素"，能够引起职业病的职业性有害因素又称为"职业病危害因素"。职业性有害因素按其来源可分为三大类：

一、生产工艺过程中产生的有害因素

生产工艺过程中产生的职业性有害因素与生产工艺有关，按其性质可分为三类：

1. 化学因素

在生产中接触到的原料、中间产品、产品、副产品和生产过程中的废气、废水、废渣中的化学毒物可对健康产生损害。化学性毒物以粉尘、烟尘、雾、蒸气或气体的形态散布于车间空气中，主要经呼吸道进入体内，还可以经皮肤、消化道进入体内。

常见的化学性有害因素包括生产性毒物和生产性粉尘。生产性毒物主要包括金属及类金属如铅、汞、砷、锰等；有机溶剂如苯及苯系物、二氯乙烷、正己烷、二硫化碳等；刺激性气体如氯、氨、氮氧化物、光气、氟化氢、二氧化硫等；窒息性气体如一氧化碳、硫化氢、氰化氢、甲烷等；苯的氨基和硝基化合物如苯胺、硝基苯、三硝基甲苯、联苯胺等；高分子化合物如氯乙烯、氯丁二烯、丙烯腈、二异氰酸甲苯酯及含氟塑料等；农药如有机磷农药、有机氯农药、拟除虫菊酯类农药等。生产性粉尘主要包括硅尘、煤尘、石棉尘、水泥尘及各种有机粉尘等。

2.物理因素

物理因素是生产环境中的构成要素。不良的物理因素,如异常气象条件(高温、高湿、低温、高气压、低气压),噪声、振动,非电离辐射(可见光、红外线、紫外辐射、射频辐射、激光等),电离辐射(X射线、γ射线、β粒子等)等可对人体产生危害。例如,减压过程所造成的机械压迫和血管内空气栓塞而引起组织病理变化可致减压病;在海拔2500 m以上的高原作业可引起高原病。

3.生物因素

生物因素是指生产原料和作业环境中存在的致病微生物或寄生虫,如炭疽杆菌、真菌孢子(吸入霉变草粉尘所致的外源性过敏性肺泡炎)、森林脑炎病毒以及生物病原物对医务卫生人员的职业性传染等。如从事畜牧、皮革、毛纺业感染炭疽杆菌引起职业性炭疽;森林作业可感染森林脑炎病毒引起职业性森林脑炎;牧民、兽医可因接触病畜而引起布氏杆菌病;医疗人员及警察因职业因素而导致艾滋病;野外作业者可患莱姆病。

二、劳动过程中的有害因素

劳动过程中存在的职业性有害因素与组织劳动的方式、劳动条件以及劳动者的个体特征有关。主要包括两方面:

1.职业紧张因素

职业紧张是在某种职业条件下,工作需求超过个体应对能力而产生的生理和心理压力。随着经济的发展和现代技术的应用,工作节奏加快,竞争激烈,职业紧张已成为职业人群重要的健康问题之一。以下是常见的职业紧张因素:

(1)劳动组织不合理:如劳动作息制度不合理(轮班作业、过度加班加点),工作任务(数量和质量)超重,任务冲突(同时接受多个任务),工作进度(如流水作业)不合理,工作重复,安排的作业与生理状况不相适应,工作属性与劳动者的能力不适应(知识和技能不足或者大材小用)。

(2)人际关系和组织关系:如员工之间的关系、上下级之间的关系、领导作风、员工适时培训、工作变动(如失业、解雇)、福利待遇等。

(3)不良的工作条件:照明不足、工作空间拥挤、卫生状况差、噪声、空气污染等有害因素的存在。

2.工效学因素

工效学是以人为中心,研究人、机器设备和环境之间的相互关系,目的是实现人在生产劳动及其他活动中的健康、安全、舒适,同时提高工作效率。工效学涉及劳动者、机器设备和工作环境三者之间彼此协调配合的关系。劳动工具与机器设备(如显示器、控制器)的设计和选用、劳动组织与布局、仪器操作等均应符合工效学以人为中心的原则,尽可能适合人体解剖和生理作用特点。如果劳动工具与机器设备设计、设置不科学,工作中不能合理用力(如静力作业),活动范围受限或者长时间处于某种不良体位等,均可导致个别器官或系统过度紧张,对机体造成损伤。

三、生产环境中存在的有害因素

1.厂房建筑布局不合理

如将有害工序、工种和无害工序、工种等安排在同一个车间内;工作场所缺乏卫生防护设施,如产生尘、毒的工作地点无除尘、排毒设施等。

2.自然环境中的有害因素

如炎热季节的太阳辐射、冬季的低温等。

3.不合理生产过程所致环境污染

如氯气回收、精制、液化岗位产生的氯气泄液,有时造成周围 10～20 m 环境的污染。

第二节　职业性健康损害

上节我们重点介绍了职业性有害因素的分类及来源,本节重点介绍职业性有害因素的致病条件以及其对劳动者造成的职业性健康损害的分类、特点等内容。

一、职业性有害因素的致病条件

劳动者接触职业性有害因素时不一定发生职业性损害。劳动者个体对职业性有害因素的反应,除取决于有害因素的性质外,还与作用条件及影响因素有关。

作用条件包括:①接触机会:如在生产过程中,劳动者是否能接触到某些有害因素以及接触的频度如何;②接触方式:即劳动者以什么方式接触职业性有害因素,其进入人体的途径及影响吸收的因素有哪些;③接触剂量(或强度):接触剂量往往是接触浓度或强度与接触时间或接触频率的乘积。在无法估计接触浓度时,也可用接触时间粗略估计有害因素作用于人体的水平。

影响因素包括:①环境因素:环境中气温、气湿、气流等气象因素同时接触其他职业性有害因素的情况;②个体易感性:劳动者的遗传因素、年龄、性别、健康状态、营养状况等；③行为生活方式：是否有吸烟、酗酒、缺乏锻炼、过度紧张、不合理饮食及不注意个人防护等不良个人行为。后两种因素是职业性损害的个体危险因素。

二、职业性有害因素对健康的影响

职业性有害因素对劳动者健康可能产生的损害包括职业病、工作有关疾病和职业性外伤三大类。

（一）职业病

职业病被定义为企业、事业单位和个体经济组织等用人单位的劳动者在职业活动中，因接触粉尘、放射性物质或其他有毒、有害因素而引起的疾病。

1.职业病的范围

2013 年 12 月 23 日，根据《中华人民共和国职业病防治法》有关规定，国家卫生计生委、国家安全监管总局、人力资源社会保障部和全国总工会联合组织对我国职业病的分类和目录进行了调整。新印发的《职业病分类和目录》（国卫疾控发〔2013〕48 号）将法定职业病分为 10 类 132 种。

2.职业病的特点

劳动者所接触的职业性有害因素种类繁多，所以职业病涉及机体各系统，临床表现形式多样，但职业病具有共同特点。

（1）病因有特异性：只有在接触职业性有害因素后才可能患职业病。在诊断职业病时，必须有职业史、职业性有害因素接触的调查以及现场调查的证据，才可明确具体接触的职业性有害因素。在控制这些因素接触后可以降低职业病的发生率。

（2）病因大多可以检测：由于职业因素明确，而发生的健康损害一般与接触水平有关，通过对职业性有害因素的接触评估，可评价工人的接触水平，并且在一定范围内判定是否存在剂量-反应关系。

（3）不同接触人群的发病特征不同：在不同职业性有害因素的接触人群中，常有不同的发病集丛（cluster）。由于接触情况不同和个体差异，可造成不同接触人群的发病特征不同。

（4）早期诊断，合理处理，预后较好，但仅只治疗患者，无助于保护仍在接触人群的健康。

（5）对大多数职业病，目前尚缺乏特效治疗，应加强保护人群健康的预防措施。如硅沉着病患者的肺组织纤维化现在仍是不可逆转的。因此，只有采用有效的防尘措施，依法实施职业卫生监督管理，加强个人防护和健康教育，才能减少、消除硅沉着病。

3.职业病的诊断

根据《中华人民共和国职业病防治法》和《职业病诊断与鉴定管理办法》,职业病的诊断应当由省级卫生行政部门批准的医疗卫生机构承担,并由3名以上取得职业病诊断资格的执业医师进行集体诊断。作出诊断后必须向当事人出具职业病诊断证明书,并按规定向所在地区卫生行政部门报告。劳动者可以在用人单位所在地、本人户籍所在地或者经常居住地依法承担职业病诊断的医疗卫生机构进行职业病诊断。当事人对职业病诊断结果有异议的,可以向作出诊断的医疗卫生机构所在地地方人民政府卫生行政部门申请鉴定。

职业病的诊断应具备充分的资料,包括患者的职业史、职业病危害接触史、工作场所职业病危害因素情况、临床表现以及辅助检查结果等,并排除非职业因素所致的类似疾病,综合分析,方可作出合理的诊断。

(1)职业史:是职业病诊断的重要前提。应详细询问患者的职业史,包括现职工种、工龄、接触职业性有害因素的种类、生产工艺、操作方法、防护措施以及既往工作经历(部队服役史、再就业史、兼职史等),以初步判断患者接触职业性有害因素的可能性和严重程度。

(2)现场调查:是诊断职业病的重要依据。应深入作业现场,进一步了解患者所在岗位的生产工艺过程、劳动过程、职业性有害因素的强度、预防措施,同一或相似接触条件下的其他作业人员有无类似发病情况等,进一步判断患者在该条件下引起职业病的可能性。

(3)症状与体征:职业病的临床表现复杂多样。同一职业性有害因素在不同致病条件下可导致性质和程度可能有截然不同的临床表现,不同职业性有害因素又可引起同一症状或体征,非职业因素也可导致与职业因素损害完全相同或相似的临床症状和体征。因此,在临床资料收集与分析时,既要注意不同职业病的共同点,又要考虑到各种特殊的和非典型的临床表现;不仅要排除其他职业性有害因素所致类似疾病,还要考虑职业病与非职业病的鉴别诊断。

(4)实验室检查:对职业病的诊断具有重要意义。生物标志物主要包括三大类,即接触生物标志物、效应生物标志物和易感性生物标志物。接触生物标志物指机体内可测量的外源性物质、其代谢产物、外源性物质或其代谢产物与靶分子或靶细胞相互作用的产物。效应生物标志物指机体内可测量的生化、生理、行为或其他改变,这些改变可引起确定的或潜在的健康损害或疾病;包括反映毒作用的指标和反映职业性有害因素所致组织器官病损的指标。易感性生物标志物指能使个体易受职业性有害因素影响的个体特征。基因多态性常作为易感性生物标志物,机体 DNA 修复能力和代谢酶基因是影响机体易感性的重要因素。

上述各项诊断原则,要全面、综合分析,才能作出切合实际的诊断。对有些暂时不能明确诊断的患者,应先做对症处理、动态观察,逐步深化认识,再作出正确的诊断,否则可能引起误诊误治。导致误诊误治的原因很多,主要是供诊断分析用的资料不全,尤其是忽视职业史及现场调查资料的收集。

4.职业病的处理

对职业病患者的处理主要有两个方面:一是对患者进行及时有效的治疗。大多数职业病没有特效治疗办法,一般采取综合性的治疗措施,包括病因治疗、对症治疗和支持疗法。二是根据患者健康可能恢复的程度,作出相应的劳动能力鉴定,建议其继续休息(如日期、班期硅沉着病)、调离原工作岗位(如放射性疾病)或不调离原工作岗位(如轻度中毒),并根据定期复查结果及时作出新的鉴定。

按照《中华人民共和国职业病防治法》的要求,要落实职业病患者应享有的各种待遇。用人单位应当按照国家有关规定安排职业病患者进行治疗、康复和定期检查。职业病患者的诊疗、康复费用,伤残及丧失劳动能力的职业病患者的社会保障,按照有关工伤保险的规定执行;依照有关民事法律尚有获得赔偿权利的,有权向用人单位提出赔偿要求。用人单位对不适宜继续从事原工作的职业病患者,应调离原工作岗位并妥善安置。职业病患者变动工作单位,其依法享有的待遇不变。

(二)工作有关疾病

工作有关疾病是一类与多因素相关的疾病。在职业活动中,由于职业性有害因素等多种因素的作用,导致劳动者罹患某种疾病或潜在疾病显露或原有疾病加重。这些疾病统称为"工作有关疾病",又称"职业性多发病"。

1.工作有关疾病的特点

(1)工作有关疾病的病因往往是多因素的,职业性有害因素是该病发病的诸多因素之一,但不是直接病因,也不是唯一因素。除职业性有害因素以外,社会心理因素、个人行为和生活方式在工作有关疾病的发病过程中均起一定作用。

(2)由于职业性有害因素的影响,促使潜在疾病暴露或病情加重。

(3)通过控制职业性有害因素和改善工作环境,可减少工作有关疾病的发生,使原有疾病缓解。但是工作有关疾病的预防,除控制或改善职业环境之外,还应注意其他致病因素的控制或消除,如改变个人行为和生活方式。

(4)工作有关疾病不属于我国法定的职业病范围,不能享有职业病的劳保待遇。工作有关疾病较职业病更为常见,患者常因缺勤或部分丧失劳动能力造成经济上的损失,对劳动者和用人单位影响较大。

2.常见的工作有关疾病

（1）慢性呼吸系统疾病：如慢性支气管炎、肺气肿或支气管哮喘等，在粉尘作业工人及经常接触刺激性气体的工人中发病率较高。吸烟、反复感染、作业场所空气污染和不良的气象条件常成为此类疾病的病因或诱发因素。

（2）骨骼及软组织损伤：如腰背痛、肩颈痛等，主要由外伤、提重或负重、不良体位及不良气象条件等因素引起，在建筑、煤矿、搬运工人中较为常见。腰背痛常表现为急性腰扭伤、慢性腰痛、腰肌劳损、韧带损伤和腰椎间盘突出症等。

（3）心血管疾病：长期接触噪声、振动和高温会导致高血压病的发生，过量铅、镉等有害因素的接触也能使肾脏受损而引起继发性高血压。高度精神紧张的作业、噪声及寒冷均可诱发心脏病。职业接触二硫化碳、一氧化碳、氯甲烷等化学物质，也能影响血脂代谢、血管舒缩及血液携氧等功能，导致冠心病的发病率及病死率增高。

（4）生殖功能紊乱：经常接触铅、汞、砷及二硫化碳等职业危害因素的女性，月经紊乱、早产及流产的发病率增高。

（5）消化道疾患：某些职业因素可影响胃及十二指肠溃疡的发生与发展。如高温作业工人由于出汗过多，电解质丢失，导致消化不良及溃疡病发病率增高。又如重体力劳动者和精神高度紧张的脑力劳动者，同时吸烟或酗酒，均可出现溃疡病多发。

（6）行为心身病：是指社会-心理因素在疾病的发生和病程演变中起主导作用的疾病。工作场所和家庭环境是不良社会-心理因素的重要来源。这些疾病包括紧张性头痛、眩晕发作、反应性精神病及类神经症等。

（三）职业性外伤

职业性外伤又称"工伤"，是指劳动者在劳动过程中，由于外部因素直接作用而引起机体组织的突发性意外损伤。轻者误工、缺勤，一时丧失劳动能力；重者致伤、致残，甚至死亡。

第三节　职业病的预防与控制

职业病病因明确，是完全可以预防的疾病，应遵循三级预防的原则。第一级预防亦称"病因预防"，即从根本上消除和控制职业性有害因素，使劳动者不接触职业性有害因素，或接触水平低于国家职业卫生标准。例如改革工艺，改进生产过程，制订职业接触限值，使用防护用品等。第一级预防是预防职业病的根本。第二级预防又称"临床前期预防"。当第一级预防措施未能完全达到要求,职业性有害因素开始损及劳动者健康时,应采取早发现、早诊断、早治疗的预防措施,防止职业性损害的进一步发展,争取得到好的治疗效果。例如开展职工的健康监护工作等。第三级预防又称"临床预防",目的是使确诊的职业病患者得到及时、合理的治疗,防止病情恶化和出现并发症与继发症,防止病残,促进康复,延长寿命。职业病的预防和控制应在三级预防原则的指导下采取综合性的预防措施。

一、组织措施

地方政府及用人单位在引进工业项目、追求经济增长的过程中应树立"经济与职工安全卫生同步发展"的观念,保障职工的合法权益。及时申报可能产生职业病危害的项目,自觉接受和配合相关部门的职业卫生监督工作。

用人单位应当建立、健全职业病防治责任制,加强对职业病防治的管理,提高职业病防治水平,对本单位产生的职业病危害承担责任。用人单位必须依法参加工伤保险,确保劳动者依法享受工伤保险待遇,为劳动者创造符合国家职业卫生标准和卫生要求的工作环境与条件,并采取措施保障劳动者获得职业卫生保护(如提供个人防护用品等)。

对接触职业病危害因素的劳动者要进行适时培训,尤其是新上岗的工人(包括临时工、合同工)。培训内容应包括安全操作技能、职业有害因素防护知识以及劳动安全有关规章制度等,如劳保器材的正确使用以及突发事故的应对等,强化劳动安全及职业卫生的意识。在引进新技术、新工艺、新设备、新材料的同时,应适时对劳动者进行培训,预防职业危害的发生。

合理组织和安排劳动过程,根据有关的法律法规和单位的实际情况,建立合理的劳动制度。如为了预防高温作业环境中暑的发生,用人单位应根据当地气候特点,适当调整夏季高温作业劳动和休息制度,尽可能缩短劳动持续时间,增加工作休息次数,延长工休特别是午休时间等。

二、加强职业卫生监督管理

职业卫生监督是依法对职业病防治工作进行管理的重要手段。地方政府安全生产监督管理部门、卫生行政部门、人力资源与社会保障部门依据各自职责,负责本行政区域内职业病防治的监督管理工作。各部门应加强沟通,密切配合,依据职业病防治法律法规、国家职业卫生标准和卫生要求,按照各自职责分工,依法行使职权,承担责任。

职业卫生监督涉及多个方面,从生产项目建立起始阶段的建设项目职业病危害分类管理、职业病危害项目申报管理,到劳动过程中的防护与管理、职业健康监护管理、职业病诊断与鉴定管理、职业病危害事故调查处理及职业卫生技术服务机构管理等。

三、技术措施

(1)改革工艺过程,消除或减少职业性有害因素的危害。优先采用有利于维护劳动者健康的新技术、新工艺、新材料,限制使用或者淘汰职业病危害严重的技术、工艺、设备、材料。采用无毒或低毒的物质代替有毒物质,限制化学原料中有毒杂质的含量。例如,油漆作业采用无苯稀料,并用静电喷漆新工艺;电镀作业采用无氰电镀工艺;在机械制造业模型铸造时,采用无声的液压代替高噪声的锻压等。

(2)生产过程尽可能机械化、自动化和密闭化,减少工人接触毒物、粉尘及各种有害物理因素的机会。加强生产设备的管理和检查维修,防止毒物和粉尘的跑、冒、滴、漏及防止发生意外事故。对高温、噪声及射频等作业应有相应的隔离和屏蔽措施,减少操作工人的直接接触机会,降低有害因素的浓度(强度)。

(3)加强工作场所的通风排毒(除尘)措施。厂房车间是相对封闭的空间,室内的气流影响毒物、粉尘的排除,可采用局部抽出式机械通风系统及净化和除尘装置排除毒物和粉尘,以降低工作场所空气中的毒物、粉尘浓度。

(4)厂房建筑和生产过程的合理设置。有生产性毒物逸出的车间、工段或设备,应尽量与其他车间、工段隔开,合理配置以减少影响范围。厂房的墙壁、地面应以不吸收毒物和不易被腐蚀的材料制成,表面力求平滑和易于清刷,以使经常保持清洁卫生。

(5)其他技术措施。如矿山的掘进作业采用水风钻,石英粉厂使用水磨、水筛,铸造厂采用水爆清砂。在风道、排气管口等部位安装各种消声器,以降低噪声传播;用多孔材料装饰车间内表面,或在工作场所内悬挂吸声物体,吸收辐射和反射声,以降低工作环境噪声强度等。

通过采取综合性的技术措施,生产环境中职业病危害因素应达到国家相关职业卫生标准的要求。用人单位应申请职业卫生技术服务机构对其进行工作场所职业病危害因素的监测与评价,接受职业卫生监督部门的监督管理,发现问题及时找出原因,并采取相应的防治对策。

四、职业健康监护

职业健康监护是以预防为目的,根据劳动者的职业接触史,通过定期或不定期的医学健康检查和健康相关资料的收集,连续性地监测劳动者的健康状况,分析劳动者健康变化与所接触的职业病危害因素的关系,并及时地将健康检查和资料分析结果报告给用人单位和劳动者本人,以便及时采取干预措施,保护劳动者健康。职业健康监护包括职业健康检查、职业健康监护档案管理等内容。

1.职业健康检查

职业健康检查包括上岗前健康检查、在岗期间健康检查、离岗时健康检查、离岗后健康检查以及应急健康检查。检查结果应书面告知劳动者。职业健康检查费用由用人单位承担。

我国 2014 年颁布的《职业健康监护技术规范》(GBZ188－2014)对接触职业病危害因素劳动者的健康检查项目、职业禁忌证、目标疾病、健康检查内容和监护周期等均作出了明确的规定。

2.职业健康监护档案管理

职业健康监护档案是健康监护全过程的客观记录资料,是系统地观察劳动者健康状况的变化,评价个体和群体健康损害的依据,其主要特征是资料的完整性、连续性。用人单位应建立劳动者职业健康监护档案和用人单位职业健康监护档案。

劳动者职业健康监护档案包括劳动者职业史、既往史和职业病危害接触史,职业健康检查结果及处理情况,职业病诊疗等健康资料。

用人单位职业健康监护档案包括用人单位职业卫生管理组织组成、职责;职业健康监护制度和年度职业健康监护计划;历次职业健康检查的文书,包括委托协议书、职业健康检查机构的健康检查总结报告和评价报告;工作场所职业病危害因素监测结果;职业病诊断证明书和职业病报告卡;用人单位对职业病患者、患有职业禁忌证者和已出现职业相关健康损害劳动者的处理和安置记录;用人单位在职业健康监护中提供的其他资料和职业健康检查机构记录整理的相关资料;卫生行政部门要求的其他资料。

用人单位应当依法建立职业健康监护档案,并按规定妥善保存。劳动者或劳动者委托代理人有权查阅劳动者个人的职业健康监护档案,用人单位不得拒绝或者提供虚假档案材料。劳动者离开用人单位时,有权索取本人职业健康监护档案复印件,用人单位应当如实、无偿提供,并在所提供的复印件上签章。

职业健康监护档案应有专人管理。管理人员应保证档案只能用于保护劳动者健康的目的,并保证档案的保密性。

五、加强对劳动者的教育

普及职业病防治的知识。使劳动者了解预防职业病的基本知识,知道有关职业性有害因素对健康的影响和防护办法,提高劳动者的职业健康意识,并积极参与职业性有害因素和职业病危害的控制,例如自觉遵守安全操作规程和各种安全生产制度,正确使用劳动保护器材。

产生职业病危害的单位应当在醒目位置设置公告栏,公布有关职业病防治的规章制度、操作规程、职业病危害事故应急救援措施等,并对生产工人进行职业健康教育。

劳动者应提高自我保护意识和法律意识,了解劳动法、职业病防治法以及其他相关法律的内容和知识,积极争取"知情权",学会用法律武器保护自己的合法权益。

劳动者还应通过一般性的健康教育养成良好的卫生习惯和行为生活方式,如戒烟、节制饮酒、平衡膳食以及重视心理健康等。

（本章由张乐编写）

第二章　职业病危害典型案例

第一节　职业性损害

第一幕

　　某矿山开采厂建造数年,井下采矿可分为掘进、采矿、运输、充填等基本过程,采矿作业绝大多数在地下进行,不见阳光,具有一些特殊职业健康问题。今年不断有职工向地方政府反映该厂的劳动条件较差,工人因职业性损害等疾病缺勤率较高。

问题讨论 1

　　问题1:什么是职业性损害? 主要包括哪几类?
　　问题2:职业性损害的发生需具备哪些基本条件?

第二幕

　　该厂工人存在肺尘埃沉着病、急性一氧化碳或硫化氢中毒、听力损害、夏季中暑等疾病。经确认,这些疾病均为职业性危害因素所致的职业病。

问题讨论 2

> 问题 3：什么是职业性有害因素？主要来源有哪些？
> 问题 4：该厂主要的职业性有害因素有哪些？
> 问题 5：什么是职业病？职业病有什么特征？

第三幕

> 该厂工人还存在腰背痛、关节炎、滑囊炎、化脓性皮肤病、风湿性疾病、胃肠疾病、上呼吸道感染等疾病。经确认，这些疾病均为工作有关疾病。

问题讨论 3

> 问题 6：什么是工作有关疾病？主要包括哪些疾病？
> 问题 7：请比较工作有关疾病与职业病的不同之处。

第四幕

> 该市安全监督管理部门组织专业人员进行了现场调查。调查结果显示，该厂属乡镇企业，建厂前未进行职业病危害预评价，建成开工后也未进行职业病危害控制效果评价，也从未组织职工进行上岗前和在岗期间职业健康体检。工作现场未见抽风除尘设备和其他技术性防护措施，个人防护用品中只有不定期发放普通纱布口罩。

问题讨论 4

> 问题 8：该工厂存在哪些需要改进之处？
> 问题 9：请简述三级预防策略在职业病防治领域应如何应用？

第五幕

　　该厂工人张某因胸闷、气短、呼吸不畅等症状来到某三甲医院就诊。该医院怀疑其患有肺尘埃沉着病,故建议其去职业病医院复查。但职业病医院给其诊断的结果却是"肺结核"。张某对此诊断结果持怀疑态度,于是带着三甲医院的诊断书去疾病预防控制中心进行鉴定。疾病预防控制中心认为该三甲医院的诊断结果无效,对其不予理会。在万般无奈之下,张某最终选择了开胸验肺。

问题讨论 5

　　问题 10:为什么三甲医院的诊断结果无效?

　　问题 11:职业病的诊断应具备哪些材料?

　　问题 12:职业病正常的鉴定程序是什么?

本案例改编自:曲巍,唐军主编.预防医学 [M]. 2 版.北京:科学出版社,2007.

（本节由张乐编写）

第二节　金属和类金属中毒

案例一　铅中毒

第一幕

　　患者赵某,男性,42 岁,近年来常感全身乏力,关节酸痛,右上肢发麻,食欲减退,腹部隐痛。因数日未解大便,并出现腹绞痛,收治入院。查体:神志清楚,一般情况尚可,体温 37.1 ℃,脉搏 70 次/分,呼吸 20 次/分,血压 120/70 mmHg;心肺(一),肝脾不大,腹软,脐周有轻微压痛,无反跳痛,四肢未引出病理反射;血、尿常规未见异常,肝功能、心电图正常,胸部 X 线照片未见异常改变。

问题讨论 1

　　问题 1:上述资料中,你认为患者的病史还应补充什么内容?

　　问题 2:当你遇到腹绞痛患者时,应考虑哪些病症?

　　问题 3:引起腹绞痛常见的生产性毒物是什么? 哪些行业可接触该毒物?

第二幕

　　进一步询问患者的职业史,发现该患者在某私人铅酸蓄电池厂工作 12 年,每天工作 10 小时。疑为慢性铅中毒。

问题讨论 2

问题 4:慢性铅中毒患者可能出现哪些临床表现?发病机制是什么?

问题 5:要证实患者是铅中毒,还应做哪些相关检查?

问题 6:对患者的工作场所应进行哪些职业病危害调查?

第三幕

为进一步确诊,将患者转至职业病医院进行诊治。实验室检查结果:尿铅13.5 μmol/L,尿 ALA 97.5 μmol/L,血红细胞游离原卟啉5.5 μmol/L。对患者所在工作场所进行调查,发现空气中铅烟浓度为0.5～1.2 mg/m³(时间加权平均容许浓度为 0.03 mg/m³)。根据患者的职业接触史、临床表现和现场调查结果,患者确诊为慢性中度铅中毒。

问题讨论 3

问题 7:常用的驱铅药物及作用机制是什么? 用药时有哪些注意事项?

问题 8:除驱铅治疗外,还应给予哪些辅助治疗?

问题 9:出院后应注意哪些事项?

第四幕

对该蓄电池厂进一步调查,发现该厂所有车间没有安装任何职业卫生防护设施,工人很少使用防护服、口罩、手套等防护用品。该厂大多数工人反应有头痛、头昏、记忆力减退、四肢无力、肌肉酸痛等症状,少数工人有腹痛、便秘等症状。组织该厂工人体检,发现患者所在的制版车间9人中有6人尿铅高于正常值,其中4人有肢端麻木,1人有中毒性周围神经病。

问题讨论 4

> 问题10：该工作场所中存在哪些问题？怎样改进？
>
> 问题11：依据职业病的三级预防原则,应采取哪些措施保护工人的健康？

本案例改编自：朱启星主编. 卫生学[M]. 8 版. 北京：人民卫生出版社,2014.

案例二 汞中毒

第一幕

患者,男性,38 岁,4 个月前即感乏力,双下肢沉重感,食欲缺乏,失眠、多梦,半个月后又感头痛以额颞部为主,严重时恶心、呕吐,无耳鸣,随后出现手抖,全身疼痛,情绪不稳定,胆怯。

查体：体温 36.8 ℃,脉搏 79 次/分钟,呼吸 18 次/分钟,血压 127/105 mmHg；全身浅表淋巴结未触及,头颅五官无畸形,齿龈无肿胀,未见色素沉着,咯血,心肺未见异常,腹软,肝脾肋下未及,手指震颤（＋）,舌震颤（＋）,眼睑震颤（＋）,共济运动正常。

实验室检查：血、尿常规正常,肾图、心电图、B超脑血管超声及胸部 X 线片检查均未发现异常。

问题讨论 1

问题1：上述资料中，你认为患者的病史还应补充什么内容？

问题2：患者的症状主要是由什么系统受损引起的？ 能够引起该系统损伤的毒物主要有哪些？

第二幕

进一步追问患者的职业史，患者在个体金矿从事淘金工作。其生产流程：用水碾将金矿石碾碎，同时加入汞，汞与金矿石粉中的金混合沉淀、过筛即成为金汞齐（Au_2Hg）。此工序平均每天工作2小时，用汞6～7 kg。可初步诊断为慢性汞中毒。

问题讨论 2

问题3：请简述汞的理化特性。

问题4：要证实患者是汞中毒，还应做哪些相关检查？

问题5：对患者的工作场所应进行哪些职业病危害调查？

第三幕

为进一步确诊，将患者转至职业病医院进行诊治。实验室检查结果：尿汞35 $\mu mol/mol$肌酐，低分子蛋白含量增大。对患者所在工作场所进行调查，发现空气中汞浓度显著超过职业接触限值。发现该厂所有车间没有安装任何职业卫生防护设施，工人很少使用防护服、口罩、手套等防护用品。根据患者的职业接触史、临床表现和现场调查结果，患者确诊为慢性中度汞中毒。

问题讨论 3

> 问题 6:慢性汞中毒患者可能出现哪些临床表现?发病机制是什么?
>
> 问题 7:慢性汞中毒的诊断标准是什么?
>
> 问题 8:还有哪些行业及岗位会接触到汞?
>
> 问题 9:哪些人不适合从事接触汞的工作?

第四幕

> 患者入院后用 5‰ 二巯基丙磺酸钠 0.125 g 肌内注射,每天 2 次。第一疗程 5 天,间歇 3 天,以后每个疗程 3 天,共治疗 4 个疗程。其他对症支持治疗,配合针灸理疗,患者病情明显好转,住院 63 天出院,门诊随访未见复发。

问题讨论 4

> 问题 10:注射二巯基丙磺酸钠的目的是什么?
>
> 问题 11:患者治愈后能否继续从事原来的工作?
>
> 问题 12:应采取哪些措施以预防汞中毒事件的发生?

（本节由张海东编写）

— 19 —

第三节　刺激性气体中毒

案例一　氯气中毒

第一幕

> 患者,男,48岁,主诉"因剧烈咳嗽、咳痰,痰中带有血性泡沫,呼吸困难、呕吐急送本院"。体温 37.3 ℃,呼吸 24 次/分,脉搏 120 次/分,血压 90/60 mmHg。急性病容,神志模糊,烦躁不安;面色苍白,大汗淋漓;瞳孔 3 mm,等圆,对光反射灵敏;口唇发绀,咽喉充血伴水肿,球结膜充血;颈软,两肺广泛性干、湿性啰音,心率 120 次/分,心律整齐,未闻及病理性杂音;腹平软,肝脾肋下未触及。实验室检查:白细胞计数 120×10^9/L,中性粒细胞比例 74%,血红蛋白浓度 110 g/L;大小便常规无异常。初步诊断为刺激性气体引起的肺水肿。

问题讨论 1

> 问题 1:上述资料中,你认为患者的病史还应补充什么内容?
>
> 问题 2:何为刺激性气体? 有哪些刺激性气体可引起肺水肿?
>
> 问题 3:刺激性气体引起肺水肿的发病机制是什么?

第二幕

进一步询问患者的职业史,该患者在某造纸厂工作,厂房较为简陋,年产卫生纸 3000 t,采用的是被淘汰的氯气漂白纸浆生产工艺。疑为急性氯气中毒。

问题讨论 2

问题 4:急性氯气中毒可能出现哪些临床表现?发病机制是什么?

问题 5:要证实患者是氯气中毒,还应做哪些相关检查?

第三幕

为进一步确诊,对事故现场进行调查,发现空气中残存的氯气浓度为 2.3 mg/m³(最高容许浓度为 1 mg/m³)。根据患者的职业接触史、临床表现和现场调查结果,患者确诊为急性氯气中毒。

问题讨论 3

问题 6:请简述氯气的理化特性。

问题 7:氯气的接触机会主要有哪些?

问题 8:要进一步确定急性氯气中毒的分级,还应进行哪些检查?

第四幕

> X 线胸透:肺纹理增粗、紊乱,两肺散在大小不等的片状阴影,边缘模糊。无急性呼吸窘迫综合征的表现。最终确定为急性中度氯气中毒。

问题讨论 4

> 问题 9:对急性氯气中毒者应采取哪些措施?
>
> 问题 10:现场调查还应进一步调查哪些内容?

第五幕

> 对该造纸厂进一步调查,发现该厂所有车间没有安装任何职业卫生防护设施,工人未发放任何个人防护用品,且未设置相应的警示标志。未委托相关机构进行职业病危害预评价和职业病危害控制效果评价。该厂其他工人表现出不同程度的氯气中毒症状。

问题讨论 5

> 问题 11:针对该工作场所中存在的问题,应怎样改进?
>
> 问题 12:依据职业病的三级预防原则,应采取哪些措施保护工人的健康?

（本节由张海东编写）

第四节　窒息性气体中毒

案例一　硫化氢中毒

第一幕

　　某造纸厂因生产需要,必须修复已停产1个多月(正常生产时,纸浆只停放1～2天)的贮浆池。该池深度3 m,直径3 m,内存纸浆约2 m深。因抽取纸浆的动力泵出现故障,工人李某顺着铁梯子下到池内修理,刚下到池内,突然摔倒。张某认为李某是触电摔倒,即刻切断电源,下去抢救,也昏倒在池内。

问题讨论1

　　问题1:连续两人突然昏倒在贮浆池内,你认为其可能原因是什么?
　　问题2:造纸厂贮浆池最常见的毒物是什么?还有哪些工种可能接触该种毒物?

第二幕

　　经分析认为池内有毒气产生,随即在用送风机送风的情况下,又连续有4位工人下入水池内进行抢救,均相继昏倒在水池内。后来加大送风量继续送风,又有4名工人佩戴三层用水浸润的口罩,腰间系绳子进入池内施救,经20分钟的抢救,将池下6人全部拉出。张某和李某因中毒时间较长,呼吸、心跳停止而死亡;其他4人出现不同程度的昏迷,后经抢救而脱险;最后4人没有出现中毒症状。

问题讨论 2

> 问题 3：如果连续有多人昏倒在某工作现场，应采取哪些紧急救援措施防止人员继续伤亡？

第三幕

> 据事后调查，工人在昏迷前，均感池内有一种臭鸡蛋样气味，鼻子发酸，咽部辣苦，眼发胀，流泪，头痛，恶心，四肢无力，全身发麻，随后昏倒。现场测定纸浆池空气中硫化氢的浓度为 $1000\sim2000$ mg/m³。

问题讨论 3

> 问题 4：硫化氢的理化特性、硫化氢中毒的临床表现和中毒机制是什么？
> 问题 5：对硫化氢中毒者应采取哪些急救和治疗措施？
> 问题 6：还有哪些气体可造成这种"电击样死亡"的现象？
> 问题 7：指出造成此次重大事故的经验教训，如何预防此类事件的发生？

本案例改编自：朱启星主编. 卫生学 [M]. 8 版. 北京：人民卫生出版社，2014.

案例二　一氧化碳中毒

第一幕

> 　　患者王仁珍,女,44 岁,因"被发现神志不清 3 小时"于 2016 年 01 月 13 日 07:20 送至急诊抢救室。
>
> 　　患者呼之不应,小便失禁,身周无酒瓶、药瓶,无呕吐物,无肢体抽搐,急送我院,无既往史及药物过敏史。

问题讨论 1

> 　　问题 1:患者病史还应补充哪些资料?
>
> 　　问题 2:根据患者临床症状,可考虑是哪些疾病?并对这些指标进行鉴别诊断。

第二幕

> 　　进一步询问患者职业史。患者为某玻璃有限公司维修人员,事故当天,车间三楼煤气发生炉加煤装置出现故障,患者进行维修作业时,落入煤仓,遂表现出上述症状。
>
> 　　入院时查体:体温 37.0 ℃,脉搏 125 次/分,呼吸 16 次/分,血氧饱和度 75%,血压 120/90 mmHg,血糖 14.1 mmol/L。患者神志不清,左右瞳孔对等 2.0 mm,光反射迟钝。初步判定为急性一氧化碳中毒。

问题讨论 2

> 问题3：一氧化碳中毒的临床症状是什么？是否与患者症状相同？
> 问题4：还有哪些行业及岗位可接触到一氧化碳？
> 问题5：要确诊为一氧化碳中毒，还应进行哪些检查？

第三幕

> 事故上报后，疾控中心医务人员对煤仓中一氧化碳浓度进行检测。检测结果显示，一氧化碳浓度仍远远超过标准值。
>
> 患者血液中碳氧血红蛋白的浓度高达55％。
>
> 根据患者职业史、临床症状、现场调查及辅助检查结果，该患者被确诊为急性一氧化碳中毒。

问题讨论 3

> 问题6：一氧化碳中毒的机制是什么？
> 问题7：急性一氧化碳的诊断标准是什么？该患者属于哪种类型？

第四幕

> 入院后立即遵医嘱给予患者取平卧位，头偏向一侧，面罩吸氧 8 L/min，心电监护监测生命体征，开放静脉通道予以促醒、脱水，保留导尿，抽血查血常规、血生化和头颅电子计算机断层扫描（CT）检查等对症处理，头颅 CT 未见异常。于 07:55 测脉搏 122 次/分，呼吸 16 次/分，血氧饱和度99％，血压110/70 mmHg，拟诊"一氧化碳中毒"收住医院做进一步治疗。

问题讨论 4

> 问题8：一氧化碳中毒者的处理原则是什么？
> 问题9：应采取哪些措施以预防此类事件的发生？

第五节　有机溶剂中毒

案例一　苯中毒

第一幕

　　患者张某,女性,36岁。因头痛、头昏、乏力、失眠、多梦、记忆力减退、月经过多、牙龈出血、皮肤出现紫癜而入院。入院检查:神志清楚,呈贫血面容,体温 37 ℃,呼吸 21 次/分,血压 110/65 mmHg,心肺(一),腹部平软,肝在肋下1.5 cm;尿常规检查(一),肝功能检查正常,骨髓检查诊断为再生障碍性贫血。

问题讨论 1

　　问题1:上述资料中,你认为患者的病史还应补充什么内容?
　　问题2:再生障碍性贫血的病因主要有哪些?
　　问题3:可引起再生障碍性贫血的生产性毒物是什么? 其接触机会有哪些?

第二幕

　　患者自述以往身体健康,担任某皮鞋厂仓库管理员 9 年,仓库中存放有苯、甲苯、汽油、醋酸乙酯等化学品。初步诊断其为慢性苯中毒。

问题讨论 2

问题 4:慢性苯中毒可能出现哪些临床表现? 发病机制是什么?

问题 5:要确定患者接触过苯,需进行哪些指标的实验室检查?

问题 6:是否有必要到患者工作的仓库进行调查,如果有必要的话应进行哪些调查?

第三幕

为进一步确诊,对患者进行血象检查:白细胞计数 $2.5 \times 10^9/L$,中细胞计数 $1.3 \times 10^9/L$,血小板 $50 \times 10^9/L$,红细胞 $3 \times 10^{12}/L$,血红蛋白 60 g/L。经测定,仓库空气中苯浓度最低为 120 mg/m^3,最高达 360 mg/m^3(苯的时间加权平均容许浓度为 6 mg/m^3),是标准值的 $20 \sim 60$ 倍。根据患者的职业接触史、临床表现和现场调查结果,患者确诊为慢性苯中毒。

问题讨论 3

问题 7:慢性苯中毒的诊断标准是什么?

问题 8:应对该患者采取哪些处理措施?

第四幕

对患者工作场所进行调查,发现患者工作时无任何防护措施,室内无通风排毒装置。患者在岗期间从未接受过健康检查,未接受过职业卫生宣传教育;上岗前未进行健康检查。患者本人不知道仓库中存放的苯、甲苯、醋酸乙酯等是有毒的物质。

问题讨论 4

> 问题 9：该工作场所中存在哪些问题？
>
> 问题 10：应采取哪些改进措施以预防此类事件的发生？

本案例改编自：朱启星主编.卫生学[M].8 版.北京：人民卫生出版社,2014.

案例二　正己烷中毒

第一幕

> 苹果公司的产品深受年轻人的喜爱,但是你听说过"毒苹果事件"吗？
>
> 据报道,2008 年 10 月至 2009 年 7 月,美国苹果公司在华供应商、位于苏州工业园区的联建(中国)科技有限公司,先后有 137 名工人发生了中毒事件。
>
> 患者大多表现为头痛、头晕、乏力、手指麻木、触痛、振动和位置感觉减退等临床症状和体征。

问题讨论 1

> 问题 1：上述资料中,你认为患者的病史还应补充什么内容？
>
> 问题 2：上述症状是什么系统受损所导致的？

第二幕

电子产品在出厂前需要对其进行显示屏清理工作。联建（中国）科技有限公司在无尘作业车间使用价钱更便宜、清洁效果更好的正己烷替代酒精等清洗剂进行擦拭显示屏作业。

现场职业卫生调查结果显示，车间正己烷浓度显著超标，是职业接触限值的 10 倍左右。车间无通风设施，工人未佩戴任何防护用品。根据患者临床表现、职业接触史及职业卫生调查结果，初步将事故认定为"慢性正己烷中毒"。

问题讨论 2

问题 3：正己烷有哪些理化特性？

问题 4：慢性正己烷中毒可能出现哪些临床表现？与上述患者的中毒症状是否相符？

问题 5：慢性正己烷中毒的发病机制是什么？

问题 6：要确定患者为慢性正己烷中毒，需进行哪些实验室检查？

第三幕

神经肌电图显示，神经源性损伤，并有较多的自发性失神经电位。

心律不齐，出现心室颤动。

血清免疫球蛋白 IgA、IgM 和 IgG 均低于正常水平。

根据患者临床表现、职业接触史、职业卫生调查及实验室检查结果，最终将事故认定为"慢性正己烷中毒"。

问题讨论 3

> 问题 7：慢性正己烷中毒的诊断标准是什么？
>
> 问题 8：应对这些患者采取哪些处理措施？

第四幕

据悉，部分中毒工人留下永久性后遗症，被评定为职业病九级或十级伤残。中毒工人贾某说："公司提出，如果想拿到伤残补助金，就必须和公司签订解除劳动合同的协议书，将来再无任何纠葛。"一些工人获得补助后走人，而另外一些工人仍在等待。

问题讨论 4

> 问题 9：该公司做法是否符合《职业病防治法》的规定？
>
> 问题 10：应采取哪些改进措施以预防此类事件的发生？

（本节由宁博编写）

第六节 苯的氨基和硝基化合物中毒

案例一 苯胺中毒

第一幕

患者,男,47岁,因头痛、头昏、乏力、恶心、手指麻木及视力模糊等症状而入院。

实验室检查:患者体内高铁血红蛋白含量达到40%,红细胞内发现赫恩氏小体,尿中对氨基酚含量显著超标。

初步诊断为高铁血红蛋白血症。

问题讨论1

问题1:上述资料中,你认为患者的病史还应补充什么内容?

问题2:可导致高铁血红蛋白血症的物质有哪些?

第二幕

患者自述:以往身体健康,为某印染厂工人,在工作过程中不慎将苯胺洒在皮肤上,遂表现出以上症状。根据患者临床症状、职业接触史及实验室检查结果,患者最终被确诊为急性苯胺中毒。

问题讨论 2

> 问题 3：苯胺的理化特性有哪些？
> 问题 4：急性苯胺中毒可能出现哪些临床表现？发病机制是什么？
> 问题 5：急性苯胺中毒的诊断应遵循哪些原则？
> 问题 6：对急性苯胺中毒的患者应采取哪些处理措施？

第三幕

> 在对患者作业场所进行调查时，发现无任何警示标志，也未设置应急救援站和喷淋设施。工人未接受过相关的职业卫生和应急知识的培训，且患者在入职前体检时即被查出患有肝炎。

问题讨论 3

> 问题 7：该患者适合从事该岗位工作吗？若不适合，为什么？还有哪些职业禁忌证？
> 问题 8：还有哪些岗位可以接触到苯胺？
> 问题 9：该企业应采取哪些改进措施？

案例二　三硝基甲苯中毒

第一幕

> 2006 年 6 月 9 日，某化工厂进行试生产时，某工人因操作不当导致三硝基甲苯泄漏约 1.5 kg，未及时报告进行无害化处理，私自将泄漏的三硝基甲苯扫入下水道。5 天后，车间工人渐感胸闷、心慌，先后去医院就诊。

问题讨论 1

> 问题 1：三硝基甲苯的理化特性是什么？
>
> 问题 2：三硝基甲苯会造成哪些危害？
>
> 问题 3：三硝基甲苯泄露后应采取哪些无害化处理措施？

第二幕

> 中毒人员中男 3 名，女 2 名，平均年龄 40 岁，既往体健，无中毒史。5 人均以心慌、胸闷、口唇发绀为主；高铁血红蛋白 3 人在 15％，2 人在 25％左右；2 人肝功能转氨酶轻度异常。根据明确的三硝基甲苯接触史、典型的症状和体征，结合现场职业病危害事故调查，按《职业性急性苯的硝基化合物中毒诊断标准》，2 人被诊断为职业性急性三硝基甲苯中度中毒，3 人被诊断为职业性急性三硝基甲苯轻度中毒，经住院治疗 7～22 天后痊愈出院。

问题讨论 2

> 问题 4：职业性急性三硝基甲苯中毒的诊断标准是什么？
>
> 问题 5：三硝基甲苯中毒有哪些临床症状和体征？是否与上述患者症状和体征一致？
>
> 问题 6：应该对中毒患者采取哪些处理措施？

第三幕

　　2006 年 6 月 14 日,当地卫生监督部门和市职防院对该车间进行调查取证,发现车间设备密封较差,通风不良。生产车间工人未佩戴防毒面罩,无职业应急救援措施,未设置有关职业危害的公告栏,无警示标志和警示说明,未将职业危害告知劳动者,未进行职业危害因素监测。鉴于该公司存在的问题,区卫生行政部门立即采取措施处理泄漏的三硝基甲苯,控制职业病危害事故现场。并对该公司作出警告,责令一周内落实有关改进措施。

问题讨论 3

　　问题 7:还有那些典型的行业会接触到三硝基甲苯?

　　问题 8:该化工厂应采取哪些改进措施?

（本节由张乐编写）

第七节 农药中毒

案例一 有机磷农药中毒

第一幕

> 基本情况:患者,男性,36 岁。
>
> 患者主诉:2 天前出现无明显诱因的恶心、呕吐 5 次,呕吐物为胃内容物。随后出现阵发性腹痛,腹泻 6 次,为稀水样便,伴寒战、多汗,在村卫生室治疗无效来医院就诊。
>
> 查体:体温 37 ℃,面色苍白,中度脱水病容,双侧瞳孔等大约 2.5 mm,对光反射存在,双肺呼吸音粗糙,无干湿性啰音,心率 110 次/分,律齐,腹平软,肝脾肋下均未触及,腹部无压痛、反跳痛、肌紧张,肠鸣音无亢进,神经系统检查未见异常。

问题讨论 1

> 问题 1:患者病史还缺乏哪些资料?
>
> 问题 2:请根据患者主诉及查体情况,初步判断患者所患疾病。

第二幕

> 诊断与处理:该患者被诊断为急性胃肠炎并脱水,给予抗感染、纠正水电解质平衡、对症等治疗。2 天后上述症状无明显缓解,患者反复出现呼吸急促、四肢肌束震颤等症状。进一步详细询问病史,患者几天前连续喷洒过 1605 农药(乙基对硫磷),遂初步怀疑患者为有机磷农药中毒。

问题讨论 2

> 问题 3：要确诊患者为有机磷农药中毒，还应进行什么检查？
> 问题 4：有机磷农药中毒的临床症状有哪些？

第三幕

随即检查患者全血，胆碱酯酶活性为 60%，结合患者职业接触史、临床症状和辅助检查结果，最终确诊为有机磷农药中毒。

问题讨论 3

> 问题 5：与口服中毒不同，职业性有机磷农药中毒为何常被误诊？
> 问题 6：有机磷农药中毒的诊断标准是什么？
> 问题 7：血液中乙酰胆碱与胆碱酯酶的活性有什么关系？
> 问题 8：对有机磷农药中毒患者应采取哪些处理措施？

第四幕

在确诊为有机磷农药中毒及改用阿托品治疗后，患者症状开始缓解；继续用阿托品 3 天，并给予对症治疗，1 周后患者痊愈出院。

问题讨论 4

> 问题 9：有机磷农药中毒的机制是什么？
> 问题 10：应采取何种措施以预防此类事件的发生？

（本节由张海东编写）

第八节　生产性粉尘与职业性肺部疾患

案例一　硅沉着病

第一幕

> 患者,男性,45岁,因"无诱因出现间断咳嗽、咳痰、胸闷8年,进行性呼吸困难1个月"入院,不吸烟,无既往病史。

问题讨论1

> 问题1:根据患者主诉,该患者有可能患哪些疾病?
> 问题2:如何对这些疾病进行鉴别诊断?

第二幕

> 查体:血压正常,心脏未见异常,两肺呼吸音粗糙,肝脾未触及。
> 实验室检查:抗酸杆菌阳性4十。

问题讨论2

> 问题3:根据上述检查结果,请再次判断患者所患疾病。
> 问题4:这种疾病的病因主要有哪些?

第三幕

> 该患者被诊断为肺结核,但服用异烟肼、保肝药等抗结核药物后,患者症状并未明显减轻。

问题讨论 3

> 问题 5:诊断结果是否正确? 为什么抗结核药物无明显效果?
> 问题 6:上述资料提示了什么问题?

第四幕

> 对该患者做 X 线胸片检查。高千伏 X 线胸片显示:右上肺有空洞,肺门中有大小不等的硅结节,较大的结节由呈玻璃样变的胶原纤维作同心层状排列而成,其间有颗粒沉积。有的结节内可见内皮细胞肿大的小血管,有些毗邻的结节相互融合。结节周围的肺组织有纤维化。

问题讨论 4

> 问题 7:该男性还有可能患何种疾病? 该病的主要病理变化有哪些?
> 问题 8:请叙述这种疾病的发病机制。
> 问题 9:要确诊为该疾病,还需要哪些资料?

第五幕

> 该患者在某石英砂加工厂工作满 10 年,疾病预防控制中心对该工厂进行了职业卫生现场检测。检测结果显示,该患者工作车间的硅尘严重超标,且无必要的通风除尘设施,未发放任何防尘的个人防护用品。结合患者症状及检查结果,该患者被诊断为硅沉着病伴肺结核。

问题讨论 5

> 问题 10:还有哪些典型的岗位可能患硅沉着病?
>
> 问题 11:硅沉着病的诊断依据及原则是什么?
>
> 问题 12:硅沉着病患者为什么常常伴有结核病,可能还会有哪些并发症?
>
> 问题 13:应对硅沉着病患者采取哪些处理措施?
>
> 问题 14:应采取哪些措施预防硅沉着病的发生?

案例二　石棉沉着病

第一幕

> 患者,男,62 岁。自述咳嗽、咳痰 20 年,胸痛 14 年。咳痰以白黏痰为主,平时干咳。近 10 年来,登 2 楼气喘并逐年加重。天阴下雨及冬季症状加重。
>
> 体检:体温正常,脉搏 92 次/分,呼吸 20 次/分,血压 120/82 mmHg。肺功能有限制性通气功能障碍,双下肺有捻发音。心脏叩诊心界未扩大,听诊正常。肝脾肋下未触及。两下肢无凹陷性水肿,四肢关节无畸形。

问题讨论 1

问题 1：患者病史还需要补充哪些资料？

问题 2：请初步判定患者有可能患何种疾病？

第二幕

　　进一步询问患者职业史，患者从事水暖工 23 年，主要进行水暖安装工作，用石棉拌水泥成泥状，包在水暖管道上，露天作业，无防护。初步怀疑患者为石棉沉着病。

问题讨论 2

问题 3：要确诊患者所患疾病为石棉沉着病，还需要排除哪些疾病？

问题 4：石棉沉着病属于何种类型的肺尘埃沉着病？这类肺尘埃沉着病有什么特点？

问题 5：要确诊患者所患疾病为石棉沉着病，还需要做哪些检查？

第三幕

　　实验室检查：血、尿常规正常，血 IgG、IgA、IgM 正常，血沉 40 mm/h。类风湿因子、抗核抗体阳性。痰浓缩涂片 4 次找抗酸杆菌、5 次找脱落细胞均为阴性。

问题讨论 3

问题 6：实验室检查结果说明什么问题？

第四幕

X线胸片检查:胸片示全肺有2级密集度s(宽度最大不超过1.5 mm)和t(宽度大于1.5 mm,不超过3mm)为主的不规则小阴影。右肺上野可见0.1 cm×3 cm斑点状胸膜钙化,左肺中上野可见1.5 cm×1.5 cm爆米花样钙化胸膜斑。根据职业史、现场调查、实验室检查及X线胸片结果,最终,患者被诊断为石棉沉着病二期。

问题讨论4

问题7:石棉沉着病有哪些主要临床症状及体征?

问题8:石棉沉着病的发病机制是什么?

问题9:还有哪些岗位可接触到石棉?

问题10:不规则小阴影的病理基础是什么?

问题11:预防石棉沉着病的关键措施是什么?

案例三 煤工肺尘埃沉着病

第一幕

患者,男,52岁,因咳嗽、咳痰、气短及胸闷等症状就诊。既往体健,有20年吸烟史,平均10支/天。初步被诊断为肺结核。

问题讨论1

问题1:该患者要确诊为肺结核,还需要做哪些检查?

第二幕

> 实验室检查:结核菌素试验阴性,直接痰涂片抗酸杆菌检查阴性,结核杆菌荧光定量 PCR 检查结果为 0。根据实验室检查结果,可排除肺结核。随后该患者被转诊至职业病医院。

问题讨论 2

> 问题 2:要诊断为职业性损伤,该患者病史还缺少哪些资料?

第三幕

> 进一步询问患者职业史,该患者在某煤矿建井队从事打眼、放炮及采煤工作,工龄 25 年,初步怀疑患者所患疾病为煤工肺尘埃沉着病。

问题讨论 3

> 问题 3:该患者在作业场所会接触到哪些职业性有害因素?
> 问题 4:煤工肺尘埃沉着病属于何种肺尘埃沉着病?
> 问题 5:该患者要诊断为职业性损伤,还需要补充哪些资料?

第四幕

> 患者所在企业开采方法落后,开采设备陈旧,防尘设施落后,工人仅佩戴普通口罩。作业场所粉尘浓度较大,检测结果显示,硅尘、煤尘及其他粉尘均严重超标。患者初步被诊断为煤工肺尘埃沉着病。

问题讨论 4

> 问题 6：煤工肺尘埃沉着病有哪些主要临床症状及体征？病理改变有哪些？
>
> 问题 7：煤工肺尘埃沉着病的诊断标准是什么？
>
> 问题 8：煤工肺尘埃沉着病最可靠的诊断依据是什么？

第五幕

> X 线胸片显示，双肺有多个团块状阴影，周围均有疤痕旁肺气肿；双侧肺门及纵隔淋巴结呈蛋壳样钙化。再结合患者职业接触史、现场调查等结果，患者最终被确诊为煤工肺尘埃沉着病。

问题讨论 5

> 问题 9：还有哪些岗位的工人可能会患煤工肺尘埃沉着病？
>
> 问题 10：团块状阴影的病理基础是什么？
>
> 问题 11：如何预防类似事件的发生？

（本节由张乐编写）

第九节　高温作业及中暑

第一幕

　　某课题组对从事高温作业的工人进行调查,以了解中暑的发生情况。根据高温作业的类型,选择火力发电厂、造纸厂及建筑行业的工人作为样本。

问题讨论 1

　　问题1:何为高温作业?

　　问题2:高温作业的类型主要有哪些? 以上3个岗位分别属于哪种类型?

　　问题3:高温作业对机体的生理功能有哪些影响?

第二幕

　　张某,男性,系某建筑工地工人,露天工作,劳动强度较大,发病当天气温高达38 ℃,在连续工作4 小时后,突然四肢及腹部肌肉出现明显的痉挛,且伴有收缩痛,但体温及意识均正常。经诊断,张某为高温中暑。

问题讨论 2

　　问题4:张某为何种类型的中暑?

　　问题5:这种类型的中暑的发病机制是什么?

第三幕

王某,男性,系某火力发电厂锅炉房工人,在工作过程中突然出现头痛、头晕、心悸、恶心等症状,继而晕厥,体温 37 ℃。经诊断,王某为高温中暑。

问题讨论 3

问题 6:王某为何种类型的中暑?
问题 7:这种疾病的病因主要有哪些?

第四幕

李某,男性,系造纸厂工人,负责对液体加热及原料的蒸煮。工作期间车间温度在 40 ℃左右,湿度达 90% 以上。在连续工作 2 小时后,李某突然大量出汗,体温达 40 ℃以上,继而晕厥。经诊断,李某为高温中暑。

问题讨论 4

问题 8:李某为何种类型的中暑?
问题 9:这种疾病的病因主要有哪些?

第五幕

经调查,患者作业场所均未采取必要的降温防暑措施。在中暑事件发生后,及时将患者送到医院就诊,患者顺利康复。

问题讨论 5

> 问题 10：企业应采取哪些改进措施？
> 问题 11：对中暑患者应采取哪些处理措施？

（本节由张乐编写）

第十节　噪声及其危害

第一幕

重汽加工行业的职业性有害因素较多，其中噪声尤为严重，是职业病的高发区。某重汽加工厂组织职工去职业病医院进行职业健康体检。体检结果显示，28％的职工有不同程度的听力损害。现以张某作为典型，对病例进行分析。

问题讨论 1

> 问题 1：除噪声外，重汽加工行业还存在哪些主要的职业性有害因素？
> 问题 2：生产性噪声对机体有哪些危害？

第二幕

张某,男性,38 岁,有头痛、失眠、记忆力减退、耳鸣、听力下降、易激动和心悸等症状。检查结果:血压 100/70 mmHg,心率 73 次/分,心电图正常;耳鼻喉科检查未见异常。无吸烟饮酒史,无其他疾病史。纯音听力检查:双耳高频平均听阈为 59 dB(HL),左右耳语频平均听阈均为 44 dB(HL);声导抗检查:双耳听力改变;脑干诱发电位检查:双耳主观听力障碍。怀疑张某所患疾病为职业性中度噪声聋。

问题讨论 2

问题 3:噪声聋是否一定与职业性有害因素有关?

问题 4:职业性噪声聋的诊断标准是什么?

问题 5:根据上述资料能否对该患者作出诊断?还应补充哪些内容?

第三幕

患者在重汽加工厂锻造岗位工作,工龄 10 年,每天工作 8 小时,每周工作 5 天。噪声监测结果为:8 小时连续等效 A 声级为 91 dB(A)。患者及同岗位的同事均未佩戴耳塞,且大部分有不同程度的听力损伤。至此,张某所患疾病确诊为职业性中度噪声聋。

问题讨论 3

问题 6:患者工作场所噪声是否超过职业接触限值?

问题 7:除职业性噪声聋外,噪声还可能造成哪些听力损伤?

问题 8:该重汽加工厂应采取哪些措施控制噪声危害?

问题 9:对听力损伤者应采取哪些处理措施?

(本节由张乐编写)

第十一节　振动及其危害

第一幕

患者,男性,35 岁,3 年前开始听力下降。双手中指和食指麻木、变冷、感觉消失,尤以天冷为甚。检查结果:双手中指和食指从中间关节至末端灰白,痛觉和触觉明显减退,振动觉消失。双手掌正位 X 线摄片结果:掌骨各指骨骨质未见异常,相应的关节间隙无异常改变。

问题讨论 1

问题 1:患者的症状主要是由什么系统受损引起的?

问题 2:上述资料中,你认为患者的病史还应补充什么内容?

第二幕

患者来自东莞市的一间高尔夫球头厂,从事打磨工作,用双手压持工件在高速转动(1500~2000 r/min)的砂轮或铝轮、麻布轮、海绵轮上打磨,每天工作 8 小时或更长,无任何个人防护用品,工龄 8 年。初步怀疑其为手臂振动病。

问题讨论 2

问题 3:手臂振动病的病因是什么?

问题 4:该患者要确诊为手臂振动病还需要做哪些检查?

第三幕

神经肌电图检查:轻微神经性损害,以末端潜伏期延长为主。手部基础皮温,左手 23 ℃,右手 24 ℃,冷水复温实验结果异常。冷试后复温率:5 分钟后左手 7.60％,右手 12.50％;10 分钟后左手 20.00％,右手 25.00％。

问题讨论 3

问题 5:上述资料说明什么问题?

第四幕

用 AWA5933 型振动计对该厂磨光机的振动进行测定。结果为 X 方向的加速度为 94.0 m/s²,速度为 13.3 mm/s,位移为 739 μm;Y 方向的加速度为 67.8 m/s²,速度为 22.0 mm/s,位移为 435 μm;Z 方向的加速度为 75.0 m/s²,速度为 20.0 mm/s,位移为 637 μm。对同工种的工人调查结果显示,80％的工人存在不同程度的手麻、手痛、手胀、手僵等表现,有些工人还出现了手指变形。

问题讨论 4

问题 6:患者工作岗位接触的振动是否超过了职业卫生接触限值?
问题 7:根据上述资料是否可以将患者确诊为手臂振动病?

第五幕

> 　　为了排除结缔组织病引起的雷诺现象,对该患者进一步做了如下检查:抗核抗体、抗可溶性抗原(ENA)谱、抗核小抗体、抗中性粒细胞胞浆抗体(ANCA)、抗链球菌溶血素 O、类风湿因子(RF)、补体 C3、补体 C4、免疫球蛋白 A(IgA)、免疫球蛋白 M(IgM)、免疫球蛋白 G(IgG)等,结果均未见异常。因此,根据患者的职业接触史、临床表现和现场调查结果,在排除其他疾病干扰的情况下,该患者被确诊为手臂振动病。

问题讨论 5

> 　　问题 8:对确诊的振动病患者应采取哪些处理?
>
> 　　问题 9:还有哪些岗位容易发生振动病?
>
> 　　问题 10:应采取哪些措施以预防此类事件的发生?
>
> 　　问题 11:该患者还可能发生哪些其他的职业性损伤?

　　本案例改编自:曹丹艳,范秀红,曾子芳.3 例打磨作业的职业性手臂振动病报告[J].中国职业医学,2007,34(1):39-40.

（本节由张海东编写）

第十二节　职业性致癌因素与职业肿瘤

案例一　职业性膀胱癌的诊断

第一幕

患者,男,38 岁,因"无痛性、间断性肉眼血尿 3 月余"而就诊。查体:神志清,精神尚可,尿常规隐血(＋＋),泌尿系统 B 超及 CT 均显示膀胱后壁有一 4 cm×5 cm×4 cm 大小肿物,进行膀胱镜检查并取活检。诊断为膀胱癌。

问题讨论 1

问题 1:膀胱癌的病因主要有哪些?
问题 2:为进一步明确病因,尚需补充哪些资料?

第二幕

流行病学研究发现,扫烟囱的工人阴囊癌多发,生产联苯胺染料或甲、乙萘胺的工人膀胱癌多发,从事石棉生产的工人支气管肺癌多发,从事 X 线、同位素工作的人白血病多发,锡矿工人肺癌多发。

问题讨论 2

> 问题 3：上述资料说明什么问题？

第三幕

研究表明，80％的肿瘤与环境因素有关。据估计，4％～20％的恶性肿瘤可直接归因于职业暴露。职业性致癌因素所导致的肿瘤称为"职业性肿瘤"。

问题讨论 3

> 问题 4：什么是职业性致癌因素？与一般致癌因素相比，职业性致癌因素有哪些独有的特点？
>
> 问题 5：常见的职业性肿瘤有哪些？

第四幕

1895 年，雷恩(Rehn)发现德国苯胺染料厂的工人膀胱癌发病率异常增高。1938 年，休珀(Hueper)等成功地用乙萘胺喂狗诱发了膀胱癌。1954 年，凯斯(Case)等的流行病学调查，证明了英国的染料工业与膀胱癌的发病有关，提出了"职业膀胱癌"这一概念。1972 年，联苯胺致癌性得到动物实验资料证实。1987 年，国际癌症研究机构(IARC)将其列为确定的人类致癌物。

问题讨论 4

> 问题 6：职业性致癌因素的识别和判定方法有哪些？
>
> 问题 7：还有哪些生产性毒物可导致职业性肿瘤？

第五幕

患者为某染料厂工人,燃料中含有联苯胺、β-萘胺,二者均为职业性致癌因素。作业场所现场检测结果显示,二者均显著超过职业接触限值。根据以上资料,初步判定患者所患膀胱癌为职业性肿瘤。

问题讨论 5

问题 8:根据现有资料,能否确定该患者所患膀胱癌为职业性肿瘤? 应如何与非职业性肿瘤鉴别开来?

问题 9:职业性膀胱癌的诊断标准是什么?

第六幕

进一步询问患者职业史,患者工龄 15 年,有两年的时间曾直接参与生产燃料,然后被调离一线生产岗位,从事行政管理工作。

根据患者职业史、临床表现、作业场所现场调查及实验室检查结果,该患者被诊断为职业性膀胱癌。

问题讨论 6

问题 10:为什么职业性肿瘤的潜伏期比非职业性肿瘤的潜伏期短?

问题 11:应采取哪些措施以预防职业性肿瘤的发生?

（本节由张乐编写）

第十三节　职业性有害因素的识别

第一幕　背景

　　煤焦油是焦化工业的重要产品之一,是煤化学工业的主要原料,其组分极其复杂,达上万种,是生产熟料、合成纤维、染料、橡胶、医药、耐高温材料等的重要原料,也可用来合成杀虫剂、糖精、染料、药品、炸药等多种工业品。煤焦油深加工生产过程存在的职业性有害因素种类多、毒性大,对工人健康危害严重。笔者通过对某煤焦油深加工企业生产过程中职业性有害因素的识别与分析,找出职业性有害因素的关键控制岗位与控制点。

问题讨论 1

　　问题 1:什么是职业性有害因素识别?
　　问题 2:职业性有害因素识别的基本原理是什么?

第二幕　对象与方法

　　评价依据:《中华人民共和国职业病防治法》《工业企业设计卫生标准》《工作场所有害因素职业接触限值》《建设项目职业病风险危害管理目录》《工作场所职业卫生监督管理规定》等。
　　对象:某煤焦油深加工企业生产装置及相关辅助设施、公用工程。
　　方法:以某煤焦油深加工企业为调查对象,采用现场调查法、工程分析法、检测检验法等相结合的方法进行职业病危害识别,找出职业病危害因素的来源,并提出职业病危害因素关键控制点。

问题讨论 2

问题 3:职业性有害因素识别的方法主要有哪些?

问题 4:为什么需要采用多种方法相结合来识别职业性有害因素?

第三幕　原辅料及工艺流程

　　原辅材料:煤焦油、硫酸、氢氧化钠、碳酸钠等。产品:工业萘、沥青、蒽油、酚油、轻油、洗油、燃料油。

　　煤焦油深加工主要生产工艺流程:煤焦油→煤焦油蒸馏(改质沥青)→馏分洗涤→萘蒸馏(见下图)。

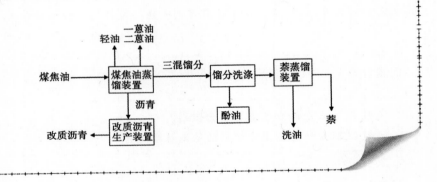

问题讨论 3

问题 5:为什么列出项目的主要原辅材料并进行生产工艺流程分析?

问题 6:该拟建项目主要存在哪些职业性有害因素?

第四幕　职业性有害因素的识别

通过对生产工艺、使用的原辅材料及生产设备等综合分析,该煤焦油深加工企业生产过程中存在的职业性有害因素主要有粉尘(煤尘、硅尘)、化学性毒物(苯、甲苯、萘、苯酚、煤焦油沥青挥发物、3,4-苯并芘、硫酸、氢氧化钠、一氧化碳、一氧化氮、二氧化氮、二氧化硫、硫化氢等)、噪声等。各单元存在的职业性有害因素如表1所示。

表1　　　　　　　　主要职业性有害因素来源或产生环节

生产工序	来源或产生环节	主要职业性有害因素
煤焦油蒸馏	焦油管式炉、蒸发器、沥青反应塔、中间槽、原料泵及其他设备	苯、甲苯、萘、苯酚、3,4-苯并芘、焦油沥青挥发物、噪声
馏分洗涤	烧碱罐、碱洗塔、碱洗泵、硫酸罐、蒸吹塔、酚油中间槽	氢氧化钠、噪声、硫酸萘、苯酚
工业萘蒸馏	萘管式炉、初馏塔、精馏塔、萘高置槽、萘原料泵、精馏回流泵、转鼓结晶机、萘包装机	萘、噪声
沥青成型	链板机、沥青高置槽、沥青烟捕集器	煤焦油沥青挥发物、3,4-苯并芘、噪声
公用工程	产品泵区、原料泵区	苯、甲苯、苯酚、煤焦油沥青挥发物、3,4-苯并芘、噪声
	循环水泵、空压机	噪声
	锅炉房上煤、出渣煤燃烧	粉尘(煤尘、硅尘)、一氧化碳、一氧化氮、二氧化氮、硫化氢
	除油池	苯、甲苯、萘、苯酚、硫化氢
	化验室、各现场取样点	苯、甲苯、萘、苯酚、煤焦油沥青挥发物、噪声

问题讨论 4

> 问题 7：毒物和粉尘识别的关键环节是什么？
>
> 问题 8：物理性有害因素识别的关键因素是什么？
>
> 问题 9：在对未知的职业性有害因素进行识别时，应如何进行因果判断？
>
> 问题 10：对职业性有害因素的识别工作是否完成了？

第五幕　职业性有害因素的检测

在煤场、铲车驾驶室、给煤机进煤口、除灰器下灰口、出渣口共设 5 个粉尘检测点，结果均超标，合格率为 0%。对应铲车司机、锅炉巡检工、锅炉出渣工共 3 个工种佩戴个体采样器，时间加权平均浓度均超过国家职业接触限值。其中煤尘浓度为 2.3～17 mg/m³，硅尘浓度为 1.0～6.7 mg/m³。

工作场所空气中苯、甲苯、硫酸、氢氧化钠、苯酚、萘、二氧化硫、一氧化氮、二氧化氮、硫化氢、一氧化碳浓度均符合国家职业接触限值的要求。但工作场所 13 个煤焦油沥青挥发物检测点，浓度为 0.01～45 mg/m³，其中 11 个合格，沥青烟捕集器、沥青高置槽二楼取样点共 2 个检测点煤焦油沥青挥发物浓度超标，分别达到 9.0 mg/m³ 和 0.73 mg/m³，合格率为 84.6%。8 个 3,4-苯并芘检测点，浓度为 $(1.7\times10^{-5}\sim1.9\times10^{-3})$ mg/m³，其中 6 个合格，沥青烟捕集器、沥青高置槽二楼取样点共 2 个检测点超标，分别达到 1.9×10^{-3} mg/m³ 和 5.0×10^{-4} mg/m³，合格率为 75.0%。

通过佩戴个体声暴露计，对蒸馏工、洗涤工、工业萘巡检工、转鼓结晶机工、萘包装工、循环水泵工、锅炉巡检工、锅炉出渣工、调度工共 9 个工种进行了实际接触噪声强度测定，通过 $L_{EX,8h}$ 计算规格化为每周工作 5 天（40 小时）接触的等效声级。结果表明，所有工种接触的 $L_{EX,w}$（每周平均接触值）等效声级值均符合职业接触限值的要求。

问题讨论 5

> 问题 11：职业性有害因素的关键控制点是什么？
> 问题 12：你认为是否有必要对职业性有害因素超标的原因进行调查？

第六幕 职业性有害因素的检测

检测结果显示：煤场、铲车驾驶室、给煤机进煤口、除灰器下灰口、出渣口均超标。其原因：①煤装卸、转运和上煤环节缺少水喷雾装置，在装卸、转运和上煤过程中容易产生扬尘；②给煤机、除尘器下灰口、出渣口密闭不严造成粉尘逸散；③地面积尘多，容易产生二次扬尘。

检测结果：沥青烟捕集器、沥青高置槽二楼取样点共 2 个检测点煤焦油沥青挥发物浓度超标，沥青烟捕集器、沥青高置槽二楼取样点共 2 个检测点，2,3-苯并芘浓度超标。其原因：①沥青高置槽内沥青温度较高，放散口和取样口均敞开，煤焦油沥青挥发物易从高置槽放散管口和取样口逸出；②调查发现现场沥青捕集器风速偏小，捕集效果不理想。

问题讨论 6

> 问题 13：对职业性有害因素的控制应提出哪些改进的建议？
> 问题 14：你对本节内容的总体印象如何？

本案例改编自：焦红.某煤焦油加工企业职业病危害识别与关键控制点分析[J].中国卫生工程学,2018,17(1):78-80.

（本节由张海东编写）

第十四节　职业性有害因素评价

案例一　职业病危害预评价

第一幕　背景

　　某酒业公司为适应市场的需求,新建 2×10^8 L/年啤酒工程项目。为预防、控制、消除该项目可能存在的职业病危害因素,保护劳动者健康,并根据《中华人民共和国职业病防治法》规定,可能产生职业病危害的新建项目,应在项目可行性论证阶段开展职业病危害预评价,受建设单位委托,依据《建设项目职业病危害评价规范》对其进行职业病危害预评价。

问题讨论1

　　问题1:什么是职业病危害预评价?
　　问题2:为什么要开展职业病危害预评价?
　　问题3:职业病危害预评价的基本流程是什么?

第二幕　评价内容与方法

　　依据《中华人民共和国职业病防治法》《建设项目职业病危害风险分类管理目录(2012年版)》《工业企业设计卫生标准》《工作场所有害因素职业接触限值第1部分:化学有害因素》《工作场所有害因素职业接触限值第2部分:物理因素》等法律法规、标准及规范。

　　主要采用类比法、工程分析法和综合分析法等方法,对建设项目生产过程中可能存在的职业病危害及其防护措施进行评价。

问题讨论 2

问题 4：职业病危害预评价的方法主要有哪些？

问题 5：职业病危害预评价的主要内容有哪些？

第三幕 项目基本情况

该拟建项目总投资 4 个亿，新建 2 条啤酒生产线：一条 40000 瓶/小时，一条 24000 瓶/小时玻璃瓶啤酒包装生产线。分两期建设，一期完工后将形成 1×10^8 L/年的啤酒生产能力，二期完工后将形成 2×10^8 L/年的啤酒生产能力。

建设内容主要包括糖化车间、发酵车间、包装车间、原材料和成品仓库、废水处理站、制冷站、空压站、变电所、锅炉房、办公及生产生活辅助用房等生产及辅助设施的建设。劳动定员一期 256 人，二期 333 人。其中一期生产工人 218 人，二期生产工人 222 人，管理及技术人员 111 人。采用三班 24 小时连续生产，每班 8 小时；管理人员采用长白班工作制度，每日工作 8 小时；全年生产天数为 330 天。

问题讨论 3

问题 6：根据项目基本情况，该项目在进行职业病危害预评价时可分为哪些单元？

第四幕 原辅料及工艺流程

该拟建项目主要原辅材料是麦芽、大米、酒花、硅藻土、氨、玻璃瓶、瓶盖、商标、天然气、电及水等，产品为啤酒。该拟建项目主要生产过程包括糖化、发酵和包装，其生产工艺流程如下图所示。

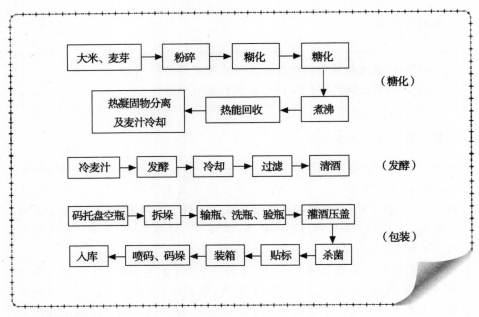

问题讨论 4

> 问题 7：为什么列出项目的主要原辅材料并进行生产工艺流程分析？
>
> 问题 8：该拟建项目主要存在哪些职业病危害因素？

第五幕　职业病危害因素的识别

　　通过对生产工艺流程、生产设备布局、使用的原辅材料、现场作业环境、辅助设施等情况调查及分析，可能产生的职业病危害因素有：粉尘（谷物粉尘和其他粉尘）、氨、二氧化碳、硫化氢、盐酸、氢氧化钠、噪声、高温、工频电磁场等。另外，密闭空间或有限空间作业可导致缺氧窒息。通过工程分析和类比对象检测结果分析，主要的职业病危害因素是谷物粉尘、氨、二氧化碳、盐酸、噪声、高温等。

问题讨论 5

> 问题 9：职业病危害因素识别的原理是什么？
>
> 问题 10：职业病危害因素识别的方法有哪些？
>
> 问题 11：上述职业病危害因素可造成哪些职业损伤？

第六幕　类比企业检测结果

　　类比企业工作场所职业病危害因素检测结果表明，类比企业主要接尘点为湿粉碎机、麦芽仓投料口、淀粉投料口，其粉尘浓度均符合国家职业接触限值。

　　类比企业作业人员接触噪声 8 小时等效连续 A 声级超标的岗位主要集中在包装车间洗瓶机工、灌装机工、贴标机工、质检岗、装箱作业。其余岗位作业人员接触噪声 8 小时等效连续 A 声级结果均未超过接触限值。

　　类比企业糖化车间、包装车间、锅炉间高温检测结果未超过标准限值。

问题讨论 6

> 问题 12：检测结果资料存在哪些问题？
>
> 问题 13：拟建项目的职业病危害因素的实际情况是否与类比企业相同？
>
> 问题 14：除对类比企业现场检测外，尚需要对哪些方面进行评价？

第七幕　职业病危害防护措施

　　类比企业在麦芽仓投料口、淀粉投料口处设置了布袋除尘器；破碎机处采用湿式作业，未设置防尘设备。包装车间单层布置，局部设夹层，增加了吸声材料。对于包装车间噪声的危害程度，防护措施未能起到高效的削减作用。该拟建项目在可行性研究中提出以下拟定防护措施。

　　(1)采用先进技术和生产设备，增强设备的密闭性能和自动控制程度，减少作业人员的劳动强度和接触职业病危害因素的机会和时长。

　　(2)在原料投料口均设置吸尘罩，粉尘经吸尘罩收集后进入布袋除尘器，除尘效率大于99%，碎机处采用湿式作业。

　　(3)破碎机处采用湿式作业，减少扬尘。

　　(4)制冷站液氨贮罐设计压力及漏氨报警装置，强制排风，及时排出厂房内泄漏的氨气。

　　(5)噪声防护措施包括采用噪声小的机械设备及其他消音、隔声措施，提高自动控制水平，风机、破碎机等高噪声设备的参数检测和自控运行做到现场工作巡视。

　　(6)对于温瓶的高温设备和管道设置保温绝热措施，以节约能源和防烫，控制室和休息室设置空调。

　　拟建项目较类比企业在职业病防护措施方面更为先进高效，预计可达到有效的防护效果。

问题讨论 7

　　问题 15：上述资料尚缺失哪部分内容？

　　问题 16：是否应该对类比企业及拟建项目的职业卫生管理情况进行调查？

第八幕　评价结论

根据《建设项目职业卫生"三同时"监督管理暂行办法》的规定,该项目同时属于酒制造业,为职业病危害较重的建设项目,拟建项目选址地点和总体布局、生产厂房布局、生产设备布局合理,生产和辅助建筑物朝向、采暖、通风、采光、照明及建筑物墙体、墙面的建筑卫生学设计基本符合相关要求,拟采取的防毒、防尘、防噪和防高温等职业病防护设施基本符合《工业企业设计卫生标准》的要求。

问题讨论 8

问题 17:该评价结论是否对项目职业病危害进行分级?

问题 18:该评价结论部分尚缺少哪部分内容?

问题 19:针对该项目还可以提出哪些有针对性的建议?

问题 20:在该项目建成运行之前还需要哪些职业卫生评价工作?

问题 21:你对本案例的总体评价如何?

本案例改编自:曹桂荣,罗统全,罗广福. 某啤酒企业啤酒生产项目职业病危害预评价[J]. 中国卫生工程学,2014,13(4):273-278.

案例二　职业病危害控制效果评价

第一幕　背景

　　某家具厂是一家从事板木家具设计制作的生产经营性企业,因业务发展需要,于 2012 年引进涂装车间流水线项目并投入使用。该项目投产所涉及的内容包括涂装车间流水线底色工序、底漆工序和面漆工序。为了预防、控制、消除职业病危害,受该企业委托,该市疾病预防控制中心于 2015 年 9 月~2016 年 11 月对该建设项目进行了职业病危害控制效果评价。

问题讨论 1

　　问题 1:什么是职业病危害控制效果评价?
　　问题 2:为什么要开展职业病危害控制效果评价?
　　问题 3:职业病危害控制效果评价应在什么时候开展?
　　问题 4:职业病危害控制效果评价的基本流程是什么?

第二幕　评价内容与方法

　　依据国家现行的《中华人民共和国职业病防治法》等法律、法规、标准、技术规范及该家具厂提供的建设项目基本情况及其他材料等基础依据进行评价。

　　此次评价以该项目已实施的工程内容为准,主要针对该项目底色工序、底漆工序、面漆工序等生产过程中产生、存在的职业病危害因素,采取的职业病危害防护设施和效果以及职业卫生管理措施等进行评价。针对以上评价范围,该项目的控制效果评价内容包括总体布局、生产工艺和设备布局、建筑卫生学、职业病危害因素及分布、对劳动者健康的影响程度、职业病危害防护设施及效果、辅助用室基本卫生要求、个人防护用品、职业健康监护、应急救援措施、职业卫生管理措施及落实情况等。

针对该项目中不同的评价内容,分别采用职业卫生现场调查、职业卫生检测、检查表分析等方法收集数据和资料,结合职业病防护设施、个人职业病防护用品配备情况,对运行期间作业人员的职业病危害因素接触水平及职业健康影响进行评价。采用检查表法对总体布局和设备布局、通风和空气调节、辅助卫生用室等的现实情况与基本要求的符合程度进行检查和评价。

问题讨论 2

问题 5:职业病危害控制效果评价的主要内容有哪些?

问题 6:职业病危害控制效果评价报告的主要内容有哪些?

第三幕　工艺流程

该项目产品为喷漆家具,主要生产工艺流程为将待喷漆的家具移至涂装生产线,分别经过底色工序、底漆工序和面漆工序,完成家具的整体喷涂后检查下线。具体工艺流程如下图所示。

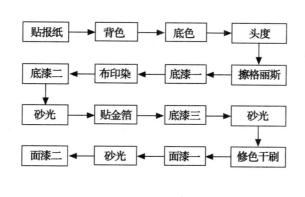

问题讨论 3

> 问题 7:根据项目基本情况,该项目在进行职业病危害控制效果评价时可分为哪些单元?
>
> 问题 8:是否应该列出该项目的主要原辅材料?
>
> 问题 9:该拟建项目主要存在哪些职业病危害因素?

第四幕　职业病危害因素的识别

> 通过该项目中涉及的原辅材料的化学品安全技术说明书(MSDS)及实验室定性分析,确定该项目存在的主要职业病危害因素为二甲苯、乙苯、乙酸甲酯、乙酸丁酯、环己酮、丙烯酸、其他粉尘和噪声。
>
> 粉尘和噪声来源于底漆工序和面漆工序的各砂光环节,二甲苯、乙苯、乙酸甲酯、乙酸丁酯、环己酮主要存在于底色工序、底漆工序和面漆工序的背色、底色、头度、擦格丽斯油、修色干刷、底漆喷涂及面漆喷涂环节,丙烯酸来源于底漆工序中贴金箔环节。

问题讨论 4

> 问题 10:MSDS 是什么,在职业病危害评价时有什么作用?
>
> 问题 11:职业病危害的关键控制点是什么?
>
> 问题 12:上述职业病危害因素可造成哪些职业损伤?

第五幕　职业病危害因素的检测与评价

> 该项目各岗位接触的粉尘浓度均符合职业接触限值的要求;对该项目各评价单元存在的化学毒物进行检测,结果均低于职业接触限值的国家标准;对底漆工序和面漆工序砂光过程中油磨工接触的噪声进行检测,结果均低于职业接触限值的国家标准。

问题讨论 5

> 问题 13：检测结果的资料存在哪些问题？
>
> 问题 14：除对该项目现场检测外，尚需要对哪些方面进行评价？

第六幕 职业病危害防护措施

涂装车间采用自然通风与机械通风结合、上送下排式通风，车间东南侧上方设置 2 台送风机，并在各喷台处共设置机械排风装置 9 台，其中 8 台为侧吸式局部排风过滤装置，1 台为下吸式局部排风过滤装置。过滤网由 5 层过滤纸和 1 层活性炭过滤棉组成，在喷漆过程中产生的有害物质经过滤网过滤后通过排风管道排出，过滤网定期更换。各喷台连接的排风通道、喷台排气风管等设备密闭性能良好。在正常生产条件下，该项目防毒设施基本能够达到预期效果。

该项目局部送风与排风装置选用低噪声的机泵等设备，排气风道布置合理，气流顺畅，可减少空气动力性噪声。

该企业按照不同岗位需要为工人配备了相应的防护用品，为底色工、底漆工、面漆工配备了防毒半面具及防护手套，为油磨工配备了防尘半面罩，为擦格丽斯工、干刷工、贴箔工及车间管理人员配备了随弃式活性炭口罩及防护手套等，能够满足相应的防护要求。

问题讨论 6

> 问题 15：该项目职业病危害防护措施是否合理？
>
> 问题 16：该项目的个人防护用品的发放是否合理？

第七幕　职业卫生管理

　　该企业职业卫生管理工作主要由人力资源部负责,该部门有专职及兼职职业卫生管理人员各1名;企业制订了年度职业病防治计划与实施方案、职业病防治目标管理责任制度、职业卫生教育培训制度、职业病危害告知制度、职业病危害申报制度、职业病防护设施维修管理制度、产生职业病危害的原材料和设备管理制度、职业病危害监测及评估制度、个人职业病防护用品管理制度、职业健康监护管理制度、作业岗位职业安全卫生操作规程、职业病危害事故处置与报告管理制度、职业病危害应急救援与管理制度及建设项目职业卫生"三同时"管理制度等职业卫生管理制度。

问题讨论7

　　问题17:上述关于职业卫生管理方面的资料是否完善?
　　问题18:建设项目职业卫生"三同时"指的是什么?

第八幕　评价结论

　　该项目总体布局、设备布局、建筑卫生学基本符合《工业企业设计卫生标准》的有关要求。针对工作场所产生的职业病危害因素,采取了相应的防毒、减振降噪等职业病防护设施,检测结果显示各工种接触的职业病危害因素浓度(强度)均符合职业接触限值的要求。企业按照国家有关规定制定了职业病防护用品管理制度,并按照要求定期发放个人防护用品,符合本项目自身特点及国家有关规定。建立了职业健康监护制度,并组织职工进行了在岗期间的职业健康检查,但部门职工未进行岗前健康检查。

问题讨论 8

> 问题 19:你可以提出哪些有针对性的建议?
> 问题 20:你对本案例的总体评价如何?

本案例改编自:孙冉,马璨,王磊. 北京市朝阳区某家具厂涂装车间流水线项目职业病危害控制效果评价[J]. 职业与健康,2018,34(3):293-297.

(本节由张乐编写)

第三章 职业病危害典型案例参考答案

第一节 职业性损害

问题 1:什么是职业性损害? 主要包括哪几类?

职业性有害因素对劳动者健康可能产生的损害包括职业病、工作有关疾病和职业性外伤三大类。

问题 2:职业性损害的发生需具备哪些基本条件?

劳动者个体对职业性有害因素的反应,除取决于有害因素的性质外,还与作用条件及影响因素有关。

作用条件包括:①接触机会:如在生产过程中,劳动者是否能接触到某些有害因素以及接触的频度如何;②接触方式:即劳动者以什么方式接触职业性有害因素,其进入人体的途径及影响吸收的因素有哪些;③接触剂量(或强度):接触剂量往往是接触浓度或强度与接触时间或接触频率的乘积。在无法估计接触浓度时,也可用接触时间粗略估计有害因素作用于人体的水平。

影响因素包括环境因素、个体易感性和行为生活方式。

问题 3:什么是职业性有害因素? 主要来源有哪些?

在职业环境中产生和(或)存在的各种可能危害职业人群健康和影响劳动能力的不良因素统称为"职业性有害因素"。职业性有害因素按其来源可分为三大类:

(1)生产工艺过程中产生的有害因素:生产工艺过程中产生的职业性有害因素与生产工艺有关,按其性质可分为化学因素、物理因素和生物因素。

（2）劳动过程中的有害因素：劳动过程中存在的职业性有害因素与组织劳动的方式、劳动条件以及劳动者的个体特征有关，主要包括职业紧张因素和工效学因素。

（3）生产环境中存在的有害因素：生产环境中存在的有害因素主要包括厂房建筑布局不合理、自然环境中的有害因素、不合理生产过程所致环境污染。

问题4：该厂主要的职业性有害因素有哪些？

矿山开采厂存在的主要职业性有害因素包括：

（1）生产工艺过程中产生的有害因素：粉尘、一氧化碳、硫化氢、噪声、振动、高温。

（2）劳动过程中的有害因素：职业性紧张、长时间处于强迫体位。

（3）生产环境中存在的有害因素：主要包括深井的高温高湿、通风不良、采光照明不足等。

问题5：什么是职业病？职业病有什么特征？

《中华人民共和国职业病防治法》中，职业病被定义为企业、事业单位和个体经济组织等用人单位的劳动者在职业活动中，因接触粉尘、放射性物质或其他有毒、有害因素而引起的疾病。其特征为：

（1）病因有特异性：只有在接触职业性有害因素后才可能患职业病。在诊断职业病时，必须有职业史、职业性有害因素接触的调查以及现场调查的证据，才可明确具体接触的职业性有害因素。在控制这些因素接触后可以降低职业病的发生率。

（2）病因大多可以检测：由于职业因素明确，而发生的健康损害一般与接触水平有关，通过对职业性有害因素的接触评估，可评价工人的接触水平，并且在一定范围内判定是否存在剂量-反应关系。

（3）不同接触人群的发病特征不同：在不同职业性有害因素的接触人群中，常有不同的发病集丛。由于接触情况不同和个体差异，可造成不同接触人群的发病特征不同。

（4）早期诊断，合理处理，预后较好，但仅只治疗患者，无助于保护仍在接触人群的健康。

（5）对大多数职业病，目前尚缺乏特效治疗，应加强保护人群健康的预防措施。

问题6：什么是工作有关疾病？主要包括哪些疾病？

工作有关疾病是一类与多因素相关的疾病。在职业活动中，由于职业性有害因素等多种因素的作用，导致劳动者罹患某种疾病或潜在疾病显露或原有疾病加重。这些疾病统称为"工作有关疾病"，又称"职业性多发病"。

常见的工作有关疾病包括慢性呼吸系统疾病、骨骼及软组织损伤、心血管疾病、生殖功能紊乱、消化道疾患、行为心身病等。

问题 7：请比较工作有关疾病与职业病的不同之处。

两者最大的不同点是职业病的病因中职业危害因素是主导因素，即无职业危害因素就不能患职业病；与工作有关的疾病的病因中职业危害因素是诸多发病因素之一，或只是诱因或是加重因素。另外，法定职业病患者可享受国家规定的劳保待遇，而与工作有关的疾病患者不享受国家这方面的待遇。

问题 8：该工厂存在哪些需要改进之处？

针对该厂存在的职业性有害因素，主要采取以下技术性防护措施和个人防护措施：

（1）改革生产工艺，如减少粉尘的产生，控制噪声等。

（2）加强通风除尘，在不影响工人正常操作的情况下，设置吸风罩。

（3）夏季应给予工作地点通风降温设施。

（4）企业应定期发放防尘口罩、防噪声耳塞等个人防护用品，工人也应按照要求合理佩戴。

问题 9：请简述三级预防策略在职业病防治领域应如何应用？

职业病病因明确，是完全可以预防的疾病，应遵循三级预防的原则。第一级预防亦称"病因预防"，即从根本上消除和控制职业性有害因素，使劳动者不接触职业性有害因素，或接触水平低于国家职业卫生标准。例如改革工艺，改进生产过程，制订职业接触限值，使用防护用品等。第一级预防是预防职业病的根本。第二级预防又称"临床前期预防"。当第一级预防措施未能完全达到要求，职业性有害因素开始损及劳动者健康时，应采取早发现、早诊断、早治疗的预防措施，防止职业性损害的进一步发展，争取得到好的治疗效果。例如开展职工的健康监护工作等。第三级预防又称"临床预防"，目的是使确诊的职业病患者得到及时、合理的治疗，防止病情恶化和出现并发症与继发症，防止病残，促进康复，延长寿命。职业病的预防和控制应在三级预防原则的指导下采取综合性的预防措施。

问题 10：为什么三甲医院的诊断结果无效？

《中华人民共和国职业病防治法》规定，职业病的诊断必须由有资质的职业病医院来进行，其诊断结果具有法律效果，其他医疗机构作出的诊断均无效。

问题 11：职业病的诊断应具备哪些材料？

职业病的诊断应具备充分的资料，包括患者的职业史、职业病危害接触史、工作场所职业病危害因素情况、临床表现以及辅助检查结果等，并排除非职业因素所致的类似疾病，综合分析，方可作出合理的诊断。

问题 12：职业病正常的鉴定程序是什么？

职业病鉴定流程：当事人提出鉴定申请并提交《职业病鉴定申请书》→鉴定办事机构收到《职业病鉴定申请书》后出具《职业病鉴定资料提交通知书》→当事人 10 个工作日内如实提交职业病鉴定所需的资料或者书面陈述→协商鉴定缴费事宜 →符合受理条件的发给《职业病鉴定受理通知书》→抽取鉴定专家→开鉴定会 →出具《职业病诊断鉴定书》→ 当事人领取《职业病诊断鉴定书》。

第二节　金属和类金属中毒

案例一　铅中毒

问题 1：上述资料中，你认为患者的病史还应补充什么内容？

职业中毒的诊断依据：①详细可靠的职业史；②职业病危害接触史和现场危害调查与评价；③临床表现；④辅助检查结果；⑤排除其他。所以该患者的病史中还应补充详细可靠的职业史、接触史。

问题 2：当你遇到腹绞痛患者时，应考虑哪些病症？

腹绞痛主要由腹部管状器官的肌肉痉挛或梗阻引起，如肠管、胆管及输尿管等痉挛或梗阻。常见疾病有：急性腹膜炎、急性阑尾炎、胰腺炎、胆囊炎、盆腔炎、急性胃炎、肝硬化、肠梗阻、胆道或输尿管梗阻、胆石症、胆道蛔虫、肾绞痛、胃肠痉挛、肠扭转、肠套叠或肠系膜血管栓塞。

问题 3：引起腹绞痛常见的生产性毒物是什么？ 哪些行业可接触该毒物？

可引起腹绞痛的毒物主要为：铅、有机磷毒物、毒蘑、毒扁豆碱、斑蝥、乌头碱、巴豆、砷、汞、磷化合物、腐蚀性毒物等。

致腹绞痛常见的生产性毒物是铅，其接触机会主要为：铅矿开采及冶炼、熔铅（或铅合金）、铅化合物的生产和使用、生活性接触等。

问题 4：慢性铅中毒患者可能出现哪些临床表现？ 发病机制是什么？

1.临床表现

慢性铅中毒主要临床表现为对神经系统、消化系统、血液及造血系统以及肾脏的损害。

（1）神经系统：中毒性类神经症是铅中毒的早期常见症状，随着病情的进展可出现周围神经损伤,有些患者可出现听神经或者视神经的损伤,出现神经性耳聋或者视力下降。严重铅中毒病例可出现铅中毒性脑病,主要表现为癫痫样发作,精神障碍或其他脑神经受损的症状。

（2）消化系统:患者早期可出现口内金属味、食欲缺乏、恶心、腹胀、腹隐痛、腹泻与便秘交替出现等症状。口腔卫生差者在齿龈边缘与牙齿交界处可见到暗蓝色的铅线。中等及较重的中毒病例可出现腹绞痛。

（3）血液及造血系统:小细胞低色素性贫血,多属轻度,周围血中可见点彩红细胞、网织红细胞及碱粒红细胞增多。

（4）肾脏损害:早期主要是对肾小管的损害,出现氨基酸尿、葡萄糖尿、磷酸盐尿。后期可引起慢性间质性肾炎,肾小管萎缩,导致肾功能不全。

（5）其他:铅可使女性出现月经不调、不孕、流产及畸胎等。哺乳期妇女可通过乳汁影响婴儿,甚至引起母源性铅中毒。铅可引起男性精子活动度降低和畸形精子增加。

2.发病机制

铅可作用于全身多个系统和器官,主要累及血液及造血系统、神经系统、消化系统、血管及肾脏等,其中毒机制在很多方面尚待阐明。

（1）对红细胞的影响:铅对骨髓中幼稚红细胞有较强的毒性作用,可使其超微结构发生变化,点彩红细胞和网织红细胞形成增多;铅抑制细胞膜 Na^+-K^+-ATP 酶活性,导致细胞内钾离子流失,膜表面物理结构发生改变,脆性增加,寿命缩短,引起细胞膜破裂从而溶血;铅还可以影响卟啉代谢,干扰血红蛋白的合成。

迄今为止,在铅中毒的机制研究中,铅对卟啉代谢的影响较为深入。铅通过抑制卟啉代谢过程中一系列酶的活性,导致血红素的合成障碍。在卟啉代谢过程中,铅对 δ-氨基-γ-酮戊酸脱水酶（ALAD）、粪卟啉原氧化酶和亚铁络合酶（血红素合成酶）有抑制作用。ALAD 受抑制后,5-氨基酮戊酸（ALA）形成卟胆原过程受阻,血、尿中 ALA 增加。粪卟啉原氧化酶受抑制后,阻碍粪卟啉原Ⅲ氧化为原卟啉Ⅸ,导致血、尿中粪卟啉增多。铅抑制亚铁络合酶,使原卟啉Ⅸ不能与二价铁结合生成血红素,红细胞中游离原卟啉（FEP）增多,原卟啉Ⅸ可与红细胞线粒体内含量丰富的锌离子结合,导致锌原卟啉（ZPP）增加。铅对 δ-氨基-γ-酮戊酸合成酶（ALAS）也有一定影响。尿中 ALA 及血液中 FEP 和 ZPP 的检测都可作为铅中毒的诊断指标。

（2）对神经系统的影响:铅对中枢神经系统和周围神经都可发生明显毒性作用。铅可使大脑皮质兴奋和抑制过程的正常功能发生紊乱,皮质-内脏调节障碍,使周围神经传导速度降低,导致一系列神经系统功能障碍。除对神经系统的直接作用外,铅对神经系统的影响还与血中增多的 ALA 通过血-脑脊液屏障进入脑组织有关。ALA 化学结构与 γ-氨基丁酸(GABA)相似,可与 GABA 竞争突触后膜上的 GABA 受体,产生竞争性抑制作用而干扰神经系统的功能,出现意识、行为及神经效应等改变。

铅引起的外周神经病是典型的铅毒性表现,可能与神经纤维发生节段性脱髓鞘以及轴索变性有关。

(3)对肾脏的影响:严重铅中毒可因铅干扰了肾小管上皮细胞线粒体呼吸与磷酸化作用而致肾功能异常,慢性中毒还可引起进行性的肾间质纤维化,肾小管萎缩和细胞增生并存。此外,铅可致肠壁和小动脉壁平滑肌痉挛而引起腹绞痛。小动脉壁平滑肌痉挛可能和暂时性高血压、铅面容、眼底动脉痉挛、中毒性脑病以及肾脏受损等症状有关。

问题 5:要证实患者是铅中毒,还应做哪些相关检查?

要证实患者是铅中毒,还应进行血铅、尿铅、红细胞锌原卟啉和尿 δ-氨基-γ-酮戊酸等生化指标的检查。

问题 6:对患者的工作场所应进行哪些职业病危害调查?

收集当前生产工艺过程、劳动过程、生产环境资料,尤其是可疑毒物监测资料。深入生产现场弄清患者所在岗位的生产工艺过程、可能接触的职业性有害因素、空气中毒物浓度。个体防护与个人卫生情况等,从而判断患者在该作业环境中工作是否有中毒的可能性以及接触机会的大小、接触方式、接触时间、接触浓度。此为诊断的基本依据,以推测有无职业中毒可能。

问题 7:常用的驱铅药物及作用机制是什么? 用药时有哪些注意事项?

最常用的驱铅药物为依地酸二钠钙,其作用机制是与铅形成稳定的络合物而排出。但是该药在驱铅的同时,可与体内多种人体必需矿物质形成稳定的络合物而排出,可能导致血钙降低及其他元素排出过多,故长期用药可出现“过络合综合征”。患者自觉疲劳、乏力、食欲缺乏等,要注意观察。

问题 8:除驱铅治疗外,还应给予哪些辅助治疗?

对症治疗:铅绞痛发作时,可静注 10% 葡萄糖酸钙 10～20 mL 或皮下注射 0.5 mg 阿托品,以缓解疼痛。一般治疗:适当休息,合理营养,补充维生素等。

问题 9:出院后应注意哪些事项?

铅吸收患者:经驱铅治疗可继续原工作,3～6 个月复查一次。

轻度中毒者:经驱铅治疗可恢复工作,一般不必调离铅作业。

中度中毒者:经驱铅治疗原则上应该调离铅作业。

重度中毒者:经驱铅治疗必须调离,并给予治疗和休息。

问题 10：该工作场所中存在哪些问题？怎样改进？

该工作场所中存在的问题主要有：①生产工艺落后：人工浇板，没有用机械代替；②通风排毒不好：排毒罩经常不开；③个人防护不好，管理不当：防护服、口罩、手套等防护用品很少用。

应从以下几个方面加以改进：改革生产工艺，生产机械化、自动化、密闭化；通风排毒除尘；加强管理与个人防护；加强宣传教育，提高工人自我保护意识；定期组织工人进行健康体检，建立职业卫生健康档案。

问题 11：依据职业病的三级预防原则，应采取哪些措施保护工人的健康？

职业病病因明确，是完全可以预防的疾病，应遵循三级预防的原则。第一级预防亦称"病因预防"，即从根本上消除和控制职业性有害因素，使劳动者不接触职业性有害因素，或接触水平低于国家职业卫生标准。例如改革工艺，改进生产过程，制订职业接触限值，使用防护用品等。第一级预防是预防职业病的根本。第二级预防又称"临床前期预防"。当第一级预防措施未能完全达到要求，职业性有害因素开始损及劳动者健康时，应采取早发现、早诊断、早治疗的预防措施，防止职业性损害的进一步发展，争取得到好的治疗效果。例如开展职工的健康监护工作等。第三级预防又称"临床预防"，目的是使确诊的职业病患者得到及时、合理的治疗，防止病情恶化和出现并发症与继发症，防止病残，促进康复，延长寿命。职业病的预防和控制应在三级预防原则的指导下采取综合性的预防措施。

案例二　汞中毒

问题 1：上述资料中，你认为患者的病史还应补充什么内容？

职业中毒的诊断依据：①详细可靠的职业史；②职业病危害接触史和现场危害调查与评价；③临床表现；④辅助检查结果；⑤排除其他。所以该患者的病史中还应补充详细可靠的职业史、接触史及现场调查的资料。

问题 2：患者的症状主要是由什么系统受损引起的？能够引起该系统损伤的毒物主要有哪些？

患者的症状主要是由神经系统受损引起的。铅、汞、苯、一氧化碳、硫化氢、氰化物、甲烷、甲烷、四乙基铅、锰、二硫化碳等物质均可以造成神经系统的损伤。

问题 3:请简述汞的理化特性。

汞为银白色液态金属,相对密度 13.6,熔点－38.7 ℃,在自然界多以硫化汞的形式存在。汞可与金、银等贵重金属生成汞合金(汞齐),是贵重金属生产和工艺加工的材料;可与碘生成不易挥发的碘化汞。

汞不溶于水和有机溶剂,易溶于硝酸,能溶于类脂质;汞比重大,呈液态而具有流动性。

汞在常温下即可蒸发成为汞蒸气,随着温度升高蒸发量增加,极易污染生产环境。汞蒸气相对密度 6.9,易沉积在空气的下方,易被粗糙的墙壁和地面、天花板、工作台、工具及衣服所吸附。汞蒸气以非氧化状态存在,在电源电压的激发下可发出紫外线。

问题 4:要证实患者是汞中毒,还应做哪些相关检查?

要证实患者是汞中毒,在患者作业场所应进行汞浓度的测量,在实验室中应进行尿汞的测量。

问题 5:对患者的工作场所应进行哪些职业病危害调查?

收集当前生产工艺过程、劳动过程、生产环境资料,尤其是可疑毒物监测资料,深入生产现场弄清患者所在岗位的生产工艺过程、可能接触的职业性有害因素、空气中毒物浓度、个体防护与个人卫生情况等,从而判断患者在该作业环境中工作是否有中毒的可能性以及接触机会的大小、接触方式、接触时间、接触浓度。此为诊断的基本依据,以推测有无职业中毒可能。

问题 6:慢性汞中毒患者可能出现哪些临床表现?发病机制是什么?

1.临床表现

(1)神经衰弱综合征以及性格情绪改变:神经衰弱综合征表现为头晕、乏力、失眠、多梦、健忘、注意力不集中、工作效率降低等。性格情绪改变可表现烦躁、易激动、易怒、胆怯、害羞、多疑、情绪不稳等,并可出现焦虑、抑郁等情绪障碍或疑病观念,严重者可出现幻觉和痴呆。汞中毒时易兴奋症状表现突出。

(2)震颤:早期见于眼睑、手指细微震颤,多在休息或安静时发生。病情进一步发展可出现手指、前臂、上臂粗大震颤。震颤特点为意向性,即在集中注意力做精细动作时震颤明显,而在安静或睡眠时震颤消失。震颤开始于动作起始,动作过程中加重,动作结束震颤停止。患者也可伴头部震颤和运动失调。严重者出现动作迟缓、全身性震颤步态不稳等症候群。

(3)口腔-牙龈炎:表现为流涎,牙龈酸痛、红肿、压痛、溢脓、易出血,牙齿松动或脱落,口腔黏膜、舌肿胀及溃疡。口腔卫生不良者,沿牙龈可见暗蓝色色素沉着。

(4)肾功能损害:轻度肾脏损害可表现为尿中出现低分子蛋白;肾脏损害明显时,尿中可出现蛋白、红细胞、管型,并可出现水肿。

(5)中毒性脑病:表现为小脑共济失调,也可表现为中毒性精神病。

2.发病机制

汞中毒的机制尚未完全清楚。一般认为,进入体内的汞在红细胞内或肝细胞内被过氧化氢酶氧化为 Hg^{2+} 而发挥毒性作用。Hg^{2+} 具有高度亲电子性,可与蛋白质的巯基(含有电子供体的基团,是体内广泛存在、许多重要的细胞代谢酶的活性部分)结合,干扰酶的活性甚至使之活性丧失,影响细胞的正常功能。汞与巯基结合尚不能完全解释汞中毒的作用特点,其作用机制有待进一步研究。

汞的毒性作用大多情况下是对细胞的直接毒性作用;也可和体内的蛋白质结合形成抗原,引起变态反应,出现肾病综合征。

问题7:慢性汞中毒的诊断标准是什么?

职业性汞中毒必须根据职业接触史、相应的临床症状和体征及实验室检查结果,参考职业卫生现场调查资料,并排除其他病因后方可诊断。我国职业性汞中毒诊断及处理原则根据《职业性汞中毒诊断标准》(GBZ 89-2007)进行。

(1)轻度中毒诊断标准:

长期密切接触汞后,具有下列任何3项者:①神经衰弱综合征;②口腔-牙龈炎;③手指震颤,可伴有舌、眼睑震颤;④近端肾小管功能障碍,如尿低分子蛋白含量增高;⑤尿汞增高。

(2)中度中毒诊断标准:

在轻度中毒基础上,具有下列1项者:①性格情绪改变;②上肢粗大震颤;③明显肾脏损害。

(3)重度中毒诊断标准:慢性中毒性脑病。

问题8:还有哪些行业及岗位会接触到汞?

(1)汞矿开采及冶炼,尤其土法火式炼汞,污染严重,易引起中毒。

(2)仪器、仪表和电气器材的制造与维修,如水银温度计、气压计、汞整流器、荧光灯、紫外灯、石英灯、X线球管等。

(3)化学工业,如用汞作阴极电解食盐生产烧碱和氯气。

(4)冶金工业以及贵重金属加工行业用汞齐法提炼金、银等贵重金属。镀金等贵重金属加工工艺。

(5)颜料工业。红色的硫化汞是名贵颜料,用于化妆、绘画、石印、油漆等。

(6)生活性接触。长期使用含汞(或朱砂)的偏方,例如外用含汞的药物治疗皮肤疾病,使用含汞化妆品(如某些美白产品)等。

(7)其他。口腔医学中银汞合金是传统的充填龋齿材料;部分制药、军工生产等行业均可接触汞。

问题9：哪些人不适合从事接触汞的工作？

患以下疾病者，不适合从事接触汞的工作：中枢神经系统器质性疾病，已确诊仍需要医学监护的精神障碍性疾病，慢性肾脏疾病。

问题10：注射二巯基丙磺酸钠的目的是什么？

注射二巯基丙磺酸钠的目的是驱汞治疗。二巯基丙磺酸钠可保护人体含巯基酶不受汞的毒害，又可竞争性争夺与巯基酶结合的汞离子，使酶恢复活性，巯基络合剂与汞结合后可由肾脏排出。

问题11：患者治愈后能否继续从事原来的工作？

根据汞中毒诊断标准，该患者为慢性中度汞中毒，而慢性中度汞中毒患者治愈后不宜再从事接触汞及其他有害物质的作业。

问题12：应采取哪些措施以预防汞中毒事件的发生？

（1）改革工艺及生产设备，控制工作场所空气汞浓度：①电解食盐采用离子膜电解代替汞作阴极的电解，硅整流器代替汞整流器，电子仪表、气动仪表代替汞仪表。②从事汞的灌注、分装应在通风柜内进行，操作台设置板孔下吸风或旁侧吸风。③为防止汞污染和沉积，车间地面、墙壁、天花板、操作台宜用不吸附汞的光滑材料。操作台和地面应有一定倾斜度，以便清扫与冲洗，低处应有贮水的汞吸收槽。对排出的含汞蒸气，应用碘化或氯化活性炭吸附净化。

（2）加强个人防护，建立卫生操作制度：接汞作业应穿工作服，戴防毒口罩或用2.5％～10％碘处理过的活性炭口罩。工作服应定期更换、清洗除汞并禁止携出车间。班后、饭前要洗手、漱口，严禁在车间内进食、饮水和吸烟。

（3）职业健康体检：汞暴露者应坚持在岗期间的职业健康检查，查出汞中毒的患者应调离汞作业并进行驱汞治疗。上岗前必须进行职业健康检查，有职业禁忌证的劳动者均不宜从事汞作业。妊娠和哺乳期女工应暂时脱离汞作业。

第三节　刺激性气体中毒

案例一　氯气中毒

问题1：上述资料中，你认为患者的病史还应补充什么内容？

职业中毒的诊断依据：①详细可靠的职业史；②职业病危害接触史和现场危害调查与评价；③临床表现；④辅助检查结果；⑤排除其他。所以该患者的病史中还应补充详细可靠的职业接触史及现场调查的资料。

问题2:何为刺激性气体?有哪些刺激性气体可引起肺水肿?

刺激性气体指对眼、呼吸道黏膜和皮肤具有刺激作用,引起机体以急性炎症、肺水肿为主要病理改变的一类气态物质。

水溶性低的刺激性气体,如二氧化氮、光气等,可引起肺水肿;水溶性中等的刺激性气体,如氯气和二氧化氮,在浓度较高的情况下也可引起肺水肿。

问题3:刺激性气体引起肺水肿的发病机制是什么?

肺水肿是肺微血管通透性增加和肺部水失衡的结果。其发病机制主要有:

(1)肺泡壁通透性增加:①高浓度刺激性气体直接损伤肺泡上皮细胞,导致肺泡壁通透性增加,形成肺泡型肺水肿。刺激性气体可致肺泡膜上皮Ⅰ型细胞水肿、变性,细胞间连接部分开放;Ⅱ型细胞受损,肺泡表面活性物(AS)合成减少,活性降低,使肺泡气液面表面张力增加,肺泡塌陷,体液渗出增加,液体迅速进入肺泡。②刺激性气体引起炎症反应时,参与炎症的肺泡巨噬细胞及多形核细胞等在肺内大量积聚,并释放大量的细胞因子和炎性介质,主要有氧自由基等,可达正常水平的20倍,造成肺泡氧化损伤,导致通透功能障碍。

(2)肺毛细血管壁通透性增加:一方面,高浓度刺激性气体直接损伤毛细血管内皮细胞,导致间隔毛细血管通透性增加,形成间质性肺水肿。刺激性气体直接破坏毛细血管内皮细胞,使内皮细胞胞浆突起回缩,裂隙增宽,液体渗出。另一方面,中毒使体内的血管活性物质如组织胺、5-羟色胺、缓激肽、前列腺素等大量释放,使肺毛细血管通透性增加。

(3)肺毛细血管渗出增加:上呼吸道炎症及肺水肿导致通气不足和弥散障碍,致使机体缺氧,通过神经体液反射,引起毛细血管痉挛,增加肺毛细血管压力和渗出,加重肺水肿。

(4)肺淋巴循环受阻:毛细血管渗出液的回收与淋巴循环有关。刺激性气体可使交感神经兴奋性增高,右淋巴总管痉挛。此外,肺内体液增多,使血管临近的淋巴管肿胀,阻力增加,淋巴回流障碍,促使肺水肿发生。

问题4:急性氯气中毒可能出现哪些临床表现?发病机制是什么?

1.临床表现

(1)刺激反应:出现一过性眼和上呼吸道黏膜刺激症状。

(2)轻度中毒:表现为急性气管-支气管炎或支气管周围炎。

(3)中度中毒:表现为支气管肺炎、间质性肺水肿、局限性肺泡性水肿或哮喘样发作。

(4)重度中毒:出现弥漫性肺泡性肺水肿或中央性肺泡性肺水肿;严重者出现急性呼吸窘迫综合征;吸入极高浓度氯气还可引起声门痉挛或水肿、支气管痉挛或反射性呼吸中枢抑制而致迅速窒息死亡;严重者可合并气胸或纵隔气肿等。皮肤以及眼睛接触液氯或高浓度氯气可发生急性皮炎或皮肤及眼的灼伤。并发症主要有肺部感染、心肌损伤、上消化道出血以及气胸、纵隔气肿等。

2.发病机制

氯气吸入后与呼吸道黏膜的水作用生成次氯酸和盐酸,从而产生损害作用。生物体内不具备将次氯酸再分解为氯化氢和新生态氧的能力。次氯酸可透过细胞膜,破坏膜的完整性、通透性以及肺泡壁的气-血、气-液屏障,引起眼、呼吸道黏膜充血、炎性水肿、坏死。高浓度接触时可致呼吸道深部病变,形成肺水肿。次氯酸还可与半胱氨酸的巯基起反应,抑制多种酶活性。吸入高浓度氯气还可引起迷走神经反射性心脏停搏或喉痉挛,出现电击样死亡。

问题5:要证实患者是氯气中毒,还应做哪些相关检查?

要证实患者是氯气中毒,在患者作业场所应进行职业卫生调查,并且对患者进行X线胸透。

问题6:请简述氯气的理化特性。

氯气为黄绿色、具有异臭和强烈刺激性的气体。分子量70.91,比重2.488,沸点-34.6 ℃。易溶于水、碱性溶液以及二硫化碳、四氯化碳等有机溶液。遇水可生成次氯酸和盐酸,次氯酸再分解为氯化氢和新生态氧。在高热条件下与一氧化碳作用,生产毒性更大的光气。在日光下与易燃气体混合时会发生燃烧爆炸。

问题7:氯气的接触机会主要有哪些?

电解食盐产生氯;使用氯气制造各种含氯化合物,如四氯化碳、漂白粉、聚氯乙烯、环氧树脂等;应用氯气作为强氧化剂和漂白剂,如制药业、皮革业、造纸业、印染业,油脂及兽骨加工过程中的漂白,医院、游泳池、自来水的消毒等。

问题8:要进一步确定急性氯气中毒的分级,还应进行哪些检查?

对患者进行X线胸透。

问题9:对急性氯气中毒者应采取哪些措施?

1.治疗原则

(1)现场处理:立即脱离接触,置空气新鲜处,脱去被污染的衣服和鞋袜,静卧休息,保持安静及保暖。出现刺激反应者,严密观察至少12小时,并予以对症处理。

(2)合理氧疗:应卧床休息,以免活动后病情加重。可选择适当方法给氧,使动脉血氧分压维持在8~10 kPa,吸入氧浓度不应超过60%。如发生严重肺水肿或急性呼吸窘迫综合征,给予鼻面罩持续正压通气(CPAP)或气管切开呼气末正压通气(PEEP)疗法,呼气末压力宜在0.5 kPa左右。也可用高频喷射通气疗法。

（3）应用糖皮质激素：应早期、足量、短程使用，以防治肺水肿。

（4）维持呼吸道通畅：可给予雾化吸入疗法、支气管解痉剂，去泡沫剂可用二甲硅油，如有指征应及时施行气管切开术。

（5）控制液体入量：合理掌握输液量，避免输液量过多、输液速度过快而诱发肺水肿。慎用利尿剂，一般不用脱水剂。

（6）预防发生继发性感染：中、重度者应积极防治肺部感染，合理使用抗生素。

此外，支持和对症治疗也相当重要，如维持血压稳定，纠正酸碱和电解质紊乱；给予高热量、高蛋白、多维生素、易消化的饮食，提高中毒者的抵抗力等。

（7）眼和皮肤损伤：眼有刺激症状时应彻底冲洗，可用弱碱性溶液如 2% 碳酸氢钠结膜下注射；皮肤灼伤，按酸灼伤常规处理；氯痤疮可用 4% 碳酸氢钠软膏或地塞米松软膏涂患处。

2.其他处理

（1）治愈标准：急性中毒所引起的症状、体征、胸部 X 线异常等基本恢复，患者健康状况达到中毒前水平。

（2）中毒患者治愈后，可恢复原工作。

（3）中毒后如常有哮喘样发作，应调离刺激性气体作业工作。

问题 10：现场调查还应进一步调查哪些内容？

收集当前生产工艺过程、劳动过程、生产环境资料，尤其是可疑毒物监测资料，深入生产现场弄清患者所在岗位的生产工艺过程、可能接触的职业性有害因素、空气中毒物浓度、个体防护与个人卫生情况等，从而判断患者在该作业环境中工作是否有中毒的可能性以及接触机会的大小、接触方式、接触时间、接触浓度。此为诊断的基本依据，以推测有无职业中毒可能。

问题 11：针对该工作场所中存在的问题，应怎样改进？

严格遵守安全操作规程，防止设备跑、冒、滴、漏，保持管道负压；加强局部通风和密闭操作；易跑、冒氯气的岗位可设氨水储槽和喷雾器用于中和氯气；含氯废气需经石灰净化处理再排放；检修时或现场抢救时必须戴滤毒罐式或供气式防毒面具；工作场所空气中氯最高容许浓度为 1 mg/m^3。

问题 12：依据职业病的三级预防原则，应采取哪些措施保护工人的健康？

职业病病因明确，是完全可以预防的疾病，应遵循三级预防的原则。第一级预防亦称"病因预防"，即从根本上消除和控制职业性有害因素，使劳动者不接触职业性有害因素，或接触水平低于国家职业卫生标准。例如改革工艺，改进生产过程，制订职业接触限值，使用防护用品等。第一级预防是预防职业病的根本。第二级预防又称"临床前期预防"。当第一级预防措施未能完全达到要求,职业性有害因素开始损及劳动者健康时,应采取早发现、早诊断、早治疗的预防措施,防止职业性损害的进一步发展,争取得到好的治疗效果。例如开展职工的健康监护工作等。第三级预防又称"临床预防",目的是使确诊的职业病患者得到及时、合理的治疗,防止病情恶化和出现并发症与继发症,防止病残,促进康复,延长寿命。职业病的预防和控制应在三级预防原则的指导下采取综合性的预防措施。

第四节　窒息性气体中毒

案例一　硫化氢中毒

问题1:连续两人突然昏倒在贮浆池内,你认为其可能原因是什么?

其可能原因是硫化氢中毒。因为造纸过程中原料腐败可发酵出硫化氢,而该厂原料放了1个多月(正常只需1~2天),很有可能发酵出了硫化氢。当硫化氢浓度高达 $900\ mg/m^3$ 以上时,可直接抑制呼吸中枢,导致呼吸心搏骤停,发生所谓的"电击型"死亡。这和案例中两人昏倒的情况很相似。

问题2:造纸厂贮浆池最常见的毒物是什么? 还有哪些工种可能接触该种毒物?

造纸厂贮浆池最常见的毒物是硫化氢。接触硫化氢较多的行业有石油天然气开采业、石油加工业、煤化工业、造纸及纸制品业、煤矿采选业、化学肥料制造业、有色金属采选业、有机化工原料制造业、皮革皮毛及其制品业、污水处理(化粪池)、食品制造业(腌制业、酿酒业)、渔业、城建环卫等。

问题3:如果连续有多人昏倒在某工作现场,应采取哪些紧急救援措施防止人员继续伤亡?

(1)迅速脱离现场,保持安静,卧床休息,严密观察病情变化。

(2)对呼吸心搏骤停者立即进行心肺复苏,呼吸心跳恢复后应尽快进行高压氧疗,并积极给予对症和支持治疗。

问题4:硫化氢的理化特性、硫化氢中毒的临床表现和中毒机制是什么?

1.硫化氢的理化特性

硫化氢(hydrogen sulfide, H_2S)是一种易燃、无色并具有强烈腐败臭鸡蛋气味的气体,分子量 34.08,熔点－82.9 ℃,沸点－60.7 ℃。硫化氢气体的相对密度为 1.19,易积聚在低洼处。硫化氢易溶于水生成氢硫酸,也易溶于乙醇、汽油、煤油和原油等。其呈酸性反应,能与大部分金属反应形成黑色硫酸盐。

2.硫化氢中毒的临床表现

(1)急性中毒:以中枢神经系统、眼和呼吸系统损害为主。轻者出现头痛、头晕、乏力、眼胀痛、畏光、恶心、呕吐、咳嗽等症状,检查可见眼结膜充血,肺部呼吸音粗糙,可闻干啰音,X 线胸片显示肺纹理增强。较重者还可出现胸闷、心悸、轻度意识障碍、视物模糊、眼结膜水肿及角膜溃疡等,肺部可闻干性或湿性啰音。重症者可出现昏迷、肺水肿、脑水肿、呼吸循环衰竭,最后因呼吸麻痹而死亡。当硫化氢浓度高达 900 mg/m³ 以上时,可直接抑制呼吸中枢,导致呼吸心搏骤停,发生所谓的"电击型"死亡。

(2)慢性危害:长期接触低浓度硫化氢可引起眼及呼吸道慢性炎症,如慢性结膜炎、角膜炎、鼻炎、咽炎、气管炎和嗅觉减退,甚至角膜糜烂或点状角膜炎等。全身症状可有类神经征、自主神经功能紊乱,如头痛、头晕、乏力、睡眠障碍、记忆力减退、多汗、皮肤划痕症阳性等表现,也可损害周围神经。

3.中毒机制

硫化氢易溶于水,接触到湿润的眼结膜和呼吸道黏膜以及潮湿的皮肤时迅速溶解,形成氢硫酸,并与黏膜表面的钠离子结合生成碱性的硫化钠。氢硫酸和硫化钠具有刺激和腐蚀作用,可引起眼和上呼吸道炎症,严重者可导致角膜溃疡、化学性肺炎和化学性肺水肿,或皮肤充血、糜烂、湿疹。

由于硫化氢与金属离子具有很强的亲和力,进入体内未及时被氧化分解的硫化氢可与氧化型细胞色素氧化酶的 Fe^{3+} 结合,使其失去传递电子的能力,造成组织缺氧,导致细胞内窒息。硫化氢还可与体内的二硫键结合,从而抑制三磷腺苷酶、过氧化氢酶、谷胱甘肽等的活性,干扰细胞内的生物氧化还原过程和能量供应,加重细胞内窒息,对神经系统尤为敏感。

硫化氢的强烈刺激,可作用于嗅神经、呼吸道黏膜末梢神经以及颈动脉窦和主动脉体的化学感受器,反射性引起中枢兴奋。但硫化氢浓度过高则很快由兴奋转入超限抑制,还可直接作用于延髓的呼吸及血管运动中枢,使呼吸抑制、麻痹、昏迷,导致"电击样"死亡。

问题 5:对硫化氢中毒者应采取哪些急救和治疗措施?

(1)现场急救:迅速脱离中毒现场,移至空气新鲜处,保持呼吸道通畅,对症抢救,有条件者吸氧,严密观察,注意病情变化。

(2)氧疗:及时给氧,对中、重度中毒患者,特别是昏迷者,应尽早给予高压氧疗,纠正脑及重要器官缺氧。

（3）积极防治脑水肿和肺水肿：宜早期、足量、短程应用肾上腺皮质激素，如地塞米松。也可给予脱水剂、利尿剂合剂等治疗。

（4）复苏治疗：对呼吸、心脏停搏者，立即进行心肺复苏，做人工呼吸，吸氧，注射强心剂和兴奋剂，待呼吸、心跳恢复后，尽快高压氧疗。

（5）眼部刺激处理：眼部受损害者，用自来水或生理盐水彻底冲洗至少 15 分钟，应用抗生素眼膏，可预防感染，润滑，隔离睑、球结膜和角膜以防止粘连。

（6）其他对症及支持疗法：严密监护，使用抗生素预防感染，维持水、电解质平衡，给予营养支持药物，防治休克，保护脑、心、肺、肝、肾等重要脏器，防治多器官功能衰竭。

问题 6：还有哪些物质可造成这种"电击样死亡"的现象？

侵犯神经系统的毒物如一氧化碳、硫化氢、氰化物、苯、汽油等引起严重急性中毒时，可致电击样昏倒甚至死亡。

问题 7：指出造成此次重大事故的经验教训，如何预防此类事件的发生？

（1）严格管理制度，制订并严格执行安全操作规程。

（2）定期检修设备，防止跑、冒、滴、漏。

（3）窒息性气体环境设置警示标志，装置自动报警设备。

（4）加强卫生宣教，做好上岗前安全与健康教育，普及急救互救知识和技能训练。

（5）添置有效防护面具，并定期维修与检测效果。

（6）高浓度或通风不良的窒息性气体环境作业或抢救，应先进行有效的通风换气，通风量不少于环境容量的 3 倍，佩戴防护面具，并设置专人接应保护。高浓度硫化氢环境短期作业，可口服 4-二甲氨基吡啶（4-DMAP）180 mg 和对氨基苯丙酮（PAPP）90 mg 进行预防，20 分钟即显效。4-DMAP 作用快，药效短；PAPP 作用慢，药效持久。

案例二　一氧化碳中毒

问题 1：患者病史还应补充哪些资料？

职业中毒的诊断依据：①详细可靠的职业史；②职业病危害接触史和现场危害调查与评价；③临床表现；④辅助检查结果；⑤排除其他。所以该患者的病史中还应补充详细可靠的职业接触史、辅助检查结果及现场调查的资料。

问题2：根据患者临床症状，可考虑是哪些疾病？并对这些指标进行鉴别诊断。

根据患者临床症状，可考虑低血糖、糖尿病酮症酸中毒、脑血管意外和一氧化碳中毒等疾病。

（1）低血糖：出冷汗，流涎，面色苍白，心率加快，四肢冰冷。一般血糖小于等于2.8 mmol/L，有糖尿病史患者血糖小于等于3.9 mmol/L。严重时可有大小便失禁，发生抽搐或昏迷。

（2）糖尿病酮症酸中毒：尿量减少，严重失水，皮肤弹性差，眼球下陷，脉细速，血压下降，四肢厥冷，呼吸深快，有烂苹果味。有糖尿病史。血糖多为16.7～33.3 mmol/L，有时可高达55.5 mmol/L。

（3）脑血管意外：可有肢体瘫痪，剧烈头痛，喷射性呕吐，意识障碍，大小便失禁，血压上升，体温上升，脉搏呼吸减慢，瞳孔可呈大小不一或针尖样，光反应迟钝或消失。

（4）一氧化碳中毒：早期可有头痛、眩晕、心悸、恶心、呕吐、四肢无力甚至出现短暂的昏厥；严重时患者呈现昏迷，各种反射消失，大小便失禁，四肢厥冷，血压下降，呼吸急促。患者有一氧化碳接触史，同时又在密闭不通风的环境中。

问题3：一氧化碳中毒的临床症状是什么？是否与患者症状相同？

急性一氧化碳中毒是吸入较高浓度一氧化碳后引起的急性脑缺氧性疾病，起病急骤，潜伏期短，主要表现为急性脑缺氧引起的中枢神经损害。少数患者可有迟发性神经精神症状，部分患者也可有其他脏器的缺氧性改变。中毒程度与血中碳氧血红蛋白浓度有关。

（1）轻度中毒：以脑缺氧反应为主要表现。患者出现剧烈头痛、头昏、耳鸣、眼花、视物模糊、颞部血管压迫和搏动感，并有恶心、呕吐、心悸、胸闷、四肢无力和步态不稳等症状，可有意识模糊、嗜睡、短暂昏厥甚至谵妄状态等轻度至中度意识障碍，但无昏迷。血液碳氧血红蛋白浓度可高于10%。经治疗，症状可迅速消失。

（2）中度中毒：除有上述症状外，皮肤、黏膜呈樱桃红色，意识障碍加重，表现为浅至中度昏迷，对疼痛刺激有反应，瞳孔对光反射和角膜反射迟钝，血液碳氧血红蛋白浓度可高于30%。经抢救可较快清醒，恢复后一般无并发症和后遗症。

因碳氧血红蛋白为鲜红色，故患者皮肤黏膜在中毒之初呈樱桃红色，与其他缺氧不同，是其临床特点之一；再者全身乏力显著，即使患者尚清醒，却已难以行动，不能自救。

（3）重度中毒：上述症状进一步加重，因脑水肿而迅速进入深昏迷或去大脑皮层状态，昏迷可持续十几个小时，甚至几天；肤色因末梢循环不良而呈灰白或青紫色;呼吸、脉搏由弱、快变为慢而不规则,甚至停止,心音弱而低钝,血压下降;瞳孔缩小,瞳孔对光反射等各种反射迟钝或消失,可出现病理反射;初期肌张力增高,牙关紧闭,可出现阵发性抽搐或强直性全身痉挛,晚期肌张力显著降低,瞳孔散大,大小便失禁,可因呼吸麻痹而死亡;经抢救存活者可并发脑水肿、休克、严重的心肌损害、肺水肿、呼吸衰竭、上消化道出血、锥体系或锥体外系损害等脑局灶损害症状;血液碳氧血红蛋白浓度可高于50%。

问题4:还有哪些行业及岗位可接触到一氧化碳?

一氧化碳为分布广泛的窒息性气体,生产性和生活性原因引起的急性一氧化碳中毒均较常见。含碳物质不完全燃烧均可产生一氧化碳,接触一氧化碳的作业存在于70余种工业中。如冶金工业的炼焦、金属冶炼等;机械工业的铸造、锻造;采矿爆破作业;一氧化碳用作化工原料制造光气、甲醇、甲酸、甲醛,合成氨、丙酮等;耐火材料、玻璃、陶瓷、建筑材料等工业使用的窑炉、煤气发生炉等。此外,家庭用煤炉、煤气灶、燃气热水器和汽车发动机尾气产生的一氧化碳也可在通风不良的情况下引起急性一氧化碳中毒。

问题5:要确诊为一氧化碳中毒,还应进行哪些检查?

血中碳氧血红蛋白含量与接触一氧化碳的浓度和时间有密切的关系。因此,选用血中碳氧血红蛋白作为接触一氧化碳的生物监测指标,是诊断一氧化碳中毒的重要依据和特异性诊断指标之一。因此,要确诊为一氧化碳中毒,还应进行血中碳氧血红蛋白含量的检查。

问题6:一氧化碳中毒的机制是什么?

(1)与血红蛋白结合形成碳氧血红蛋白:这是急性一氧化碳中毒引起机体缺氧窒息最主要的机制。经呼吸道吸入的一氧化碳绝大部分与血红蛋白分子中原卟啉Ⅸ的亚铁复合物发生紧密而可逆性结合,形成碳氧血红蛋白使血红蛋白失去携氧能力,导致组织缺氧。

一氧化碳与血红蛋白的亲和力比氧气与血红蛋白的亲和力大300倍,少量一氧化碳即可与氧气竞争,生成大量碳氧血红蛋白;而且碳氧血红蛋白的解离速度比氧合血红蛋白慢3600倍;碳氧血红蛋白不仅无携氧功能,还影响氧合血红蛋白的解离,阻碍氧的释放,故导致低氧血症和组织缺氧。及时测定血中碳氧血红蛋白含量可作为反映一氧化碳中毒严重程度的参考指标。停止接触后,氧气可缓慢地取代一氧化碳,重新形成氧合血红蛋白。高压氧疗可加速碳氧血红蛋白解离。

血液碳氧血红蛋白含量主要与空气一氧化碳浓度、接触时间及每分钟肺通气量有关,后者取决于接触者劳动强度。一氧化碳的分压越高,则血液中碳氧血红蛋白饱和度越大,达到饱和的时间也越短。

（2）与肌红蛋白结合形成碳氧肌红蛋白：影响氧从毛细血管向细胞线粒体弥散，损害线粒体功能。

（3）其他：一氧化碳与线粒体细胞色素氧化酶可逆性结合，阻断电子传递链，抑制组织呼吸，导致细胞内窒息。一氧化碳还可与一氧化氮合酶（NOS）、鸟苷酸环化酶等结合，干扰有关酶的活性。

问题7：急性一氧化碳的诊断标准是什么？该患者属于哪种类型？

1. 轻度中毒

具有以下任何一项表现者。

（1）出现剧烈的头痛、头昏、四肢无力、恶心、呕吐。

（2）轻度至中度意识障碍，但无昏迷者，血液碳氧血红蛋白浓度可高于 10%。

2. 中度中毒

除有上述症状外，意识障碍表现为浅至中度昏迷，经抢救后恢复且无明显并发症者。血液碳氧血红蛋白浓度可高于 30%。

3. 重度中毒

具备以下任何一项者。

（1）意识障碍程度达深昏迷或去大脑皮层状态。

（2）患者有意识障碍且并发下列任何一项表现者：①脑水肿；②休克或严重的心肌损害；③肺水肿；④呼吸衰竭；⑤上消化道出血；⑥脑局灶损害如锥体系或锥体外系损害体征。血液碳氧血红蛋白浓度可高于 50%。

4. 急性一氧化碳中毒迟发脑病（神经精神后发症）

急性一氧化碳中毒意识障碍恢复后，经 2～60 天的"假愈期"，又出现下列临床表现之一者：①精神及意识障碍呈痴呆状态、谵妄状态或去大脑皮层状态；②锥体外系神经障碍，出现帕金森综合征的表现；③锥体系神经损害（如偏瘫、病理反射阳性或小便失禁等）；④大脑皮层局灶性功能障碍，如失语、失明等，或出现继发性癫痫。

头部 CT 检查可发现脑部有病理性密度减低区；脑电图检查可发现中度及高度异常。

问题8：一氧化碳中毒者的处理原则是什么？

（1）迅速将患者移离中毒现场至通风处，松开衣领，注意保暖，保持安静，必要时吸氧，密切观察意识状态。

（2）及时进行急救与治疗：①轻度中毒者，可给予氧气吸入及对症治疗；②中度及重度中毒者应积极给予常压口罩吸氧治疗，有条件时应给予高压氧治疗。重度中毒者视病情应给予消除脑水肿，促进脑血液循环，维持呼吸循环功能及镇痉等对症及支持治疗。加强护理,积极防治并发症及预防迟发脑病。

(3)对迟发脑病者,可给予高压氧、糖皮质激素、血管扩张剂或抗帕金森病药物与其他对症与支持治疗。

中度及重度急性一氧化碳中毒患者昏迷清醒后,应观察2个月,观察期间宜暂时脱离一氧化碳作业。

问题9:应采取哪些措施以预防此类事件的发生?

(1)加强预防一氧化碳中毒的卫生宣教,普及自救、互救知识。

(2)对可能产生一氧化碳的场所,应加强自然通风和局部通风。

(3)经常检修煤气发生炉和管道等设备,以防漏气。

(4)加强对空气中一氧化碳的监测,设立一氧化碳报警器。

(5)认真执行安全生产制度和操作规程。

(6)加强个人防护,进入高浓度一氧化碳的环境工作时,要佩戴特制的一氧化碳防毒面具。两人同时工作,以便监护和互助。

(7)我国职业卫生标准规定一般地区工作场所空气中一氧化碳的时间加权平均容许浓度(PC-TWA)为20 mg/m³,短时间接触容许浓度(PC-STEL)为30 mg/m³;高原海拔2000～3000 m工作场所空气中一氧化碳的最高容许浓度(MAC)为20 mg/m³,海拔大于3000 m的MAC为15 mg/m³。

第五节　有机溶剂中毒

案例一　苯中毒

问题1:上述资料中,你认为患者的病史还应补充什么内容?

职业中毒的诊断依据:①详细可靠的职业史;②职业病危害接触史和现场危害调查与评价;③临床表现;④辅助检查结果;⑤排除其他。所以该患者的病史中还应补充详细可靠的职业接触史、辅助检查结果及现场调查的资料。

问题2:再生障碍性贫血的病因主要有哪些?

(1)药物因素有苯及其衍生物甲苯等;细胞毒类药,如6-巯基嘌呤、白消安、环磷酰胺等;无机砷;抗菌药物中以氯霉素多见,其次为磺胺类药;解热镇痛药,如对乙酰氨基酚、保太松;抗甲状腺药,如甲基硫脲嘧啶、甲巯咪唑;抗糖尿病药,如甲苯磺丁脲、氯磺丙脲;精神安定药,如氯丙嗪、氯氮卓等;杀虫药,如双对氯苯基三氯乙烷(DDT)等。作者近年来发现部分再障患者在病前多次服用过含对乙酰氨基酚成分的治感冒成药,也可能是致病的原因。

(2)电离辐射、X线、γ线或中子,均能影响更新型的细胞组织,破坏脱氧核糖核酸(DNA)和蛋白质。不同种属细胞,对电离辐射敏感不同。骨髓细胞的敏感强弱依次为:红细胞系>粒细胞系>巨核细胞系。对淋巴细胞有溶解作用,浆细胞、网状细胞及原始纤维细胞等非造血细胞较耐照射。

(3)生物因素:虽然病毒、细菌、寄生虫都可引起再障,但肝炎后再障应引起重视。其机理有的认为肝炎病毒对造血干细胞有直接性损害作用,或用免疫机制解释。也有学者认为从胚胎发生学上看,肝与骨髓均属于单核-巨噬细胞系统,因此抑制因子对肝和骨髓有交叉作用。

(4)其他:妊娠可并发再障,机理不明;阵发性睡眠性血红蛋白尿症(PNH),其中25%可伴有再障,反之,再障患者也可在病程中发生PNH,若两病并存,称为"再障-阵发性睡眠性血红蛋白尿综合征"。免疫性疾病,如胸腺瘤、系统性红斑狼疮也可出现再障。

问题3:可引起再生障碍性贫血的生产性毒物是什么?其接触机会有哪些?

可引起再生障碍性贫血的有苯及其同系物,如苯、三硝基甲苯(TNT);主要为苯。

苯的接触机会:①作为有机化学合成中常用的原料,86%的苯用于制造有机物,如制造苯乙烯、苯酚、药物、农药,合成橡胶、塑料、洗涤剂、染料、炸药等;②作为溶剂、萃取剂和稀释剂,苯用于生药的浸渍、提取、重结晶,以及油墨、树脂、人造革、粘胶和油漆等的制造;③苯的制造,如焦炉气、煤焦油的分馏、石油的裂化重整与乙炔合成苯;④用作燃料,如工业汽油中苯的含量可高达10%以上;作为普通汽油的一种成分,苯含量低于2%。

问题4:慢性苯中毒可能出现哪些临床表现?发病机制是什么?

1.临床表现

(1)神经系统:常为非特异性神经衰弱综合征表现,多有头痛、头昏、失眠、记忆力减退等;有的伴有自主神经系统功能紊乱,如心动过速或过缓、皮肤划痕反应阳性;个别病例有肢体痛、触觉减退或麻木表现。

(2)造血系统:慢性苯中毒主要损害造血系统。有近5%的轻度中毒者无自觉症状,但血象检查发现异常。重度中毒者常因感染而发热,齿龈、鼻腔、黏膜与皮下常见出血,眼底检查可见视网膜出血。

(3)其他:经常接触苯,皮肤可脱脂,变干燥、脱屑以至皲裂,有的出现过敏性湿疹、脱脂性皮炎。苯还可损害生殖系统,对青春期妇女影响明显,可引起女工月经血量增多、经期延长,自然流产率及胎儿畸形率增高。

2. 发病机制

苯的毒作用机制仍未完全阐明,目前认为主要涉及:①干扰细胞因子对骨髓造血干细胞的生长和分化的调节作用。苯代谢物以骨髓为靶部位,降低造血正调控因子白介素-1(IL-1)和白介素-2(IL-2)的水平;活化骨髓成熟白细胞,产生高水平的造血负调控因子肿瘤坏死因子(TNF-α)。②氢醌与纺锤体纤维蛋白共价结合,抑制细胞增殖。③苯的活性代谢物与 DNA 共价结合形成加合物或代谢产物氧化产生的活性氧对 DNA 造成氧化性损伤,诱发突变或染色体的损伤,引起再生障碍性贫血;或因骨髓增生不良,最终导致急性髓性白血病。④癌基因的激活。苯致急性髓性白血病可能与 *ras*、*c-fos*、*c-myc* 等癌基因的激活有关。

此外,慢性接触苯的健康危害程度还与个体的遗传易感性如毒物代谢酶基因多态、DNA 修复基因多态等有关。

问题 5:要确定患者接触过苯,需进行哪些指标的实验室检查?

尿酚、氢醌(HQ)、反-反式黏糠酸(t,t-MA)及苯巯基尿酸(S-PMA)等均可作为苯的接触标志,其中 S-PMA 在体内的本底值很低,且具有较好的特异性和半衰期,被认为是低浓度苯接触时的最佳生物标志。因此,要确定患者接触过苯可以检测 S-PMA。

问题 6:是否有必要到患者工作的仓库进行调查,如果有必要的话应进行哪些调查?

深入生产现场弄清患者所在岗位的生产工艺过程、可能接触的职业性有害因素、空气中毒物浓度、个体防护与个人卫生情况等,从而判断患者在该作业环境中工作是否有中毒的可能性以及接触机会的大小、接触方式、接触时间、接触浓度。此为诊断的基本依据,以推测有无职业中毒可能。

问题 7:慢性苯中毒的诊断标准是什么?

苯中毒诊断参见《职业性苯中毒的诊断》(GBZ 68-2013)。

慢性苯中毒的诊断标准是:根据较长时期密切接触苯的职业史,以造血系统损害为主的临床表现,结合现场职业卫生学调查,参考实验室检测指标,进行综合分析,并排除其他原因引起的血象、骨髓象改变,方可诊断。

(1)轻度中毒:有较长时间密切接触苯的职业史,可伴有头晕、头痛、乏力、失眠、记忆力减退、易感染等症状。在 3 个月内每 2 周复查一次血常规,具备下列条件之一者:①白细胞计数大多低于 4×10^9/L 或中性粒细胞低于 2×10^9/L;②血小板计数大多低于 80×10^9/L。

(2)中度中毒:多有慢性轻度中毒症状,并有易感染和(或)出血倾向。具备下列条件之一者:①白细胞计数低于 $4 \times 10^9/L$ 或中性粒细胞低于 $2 \times 10^9/L$,伴血小板计数低于 $80 \times 10^9/L$;②白细胞计数低于 $3 \times 10^9/L$ 或中性粒细胞低于 $1.5 \times 10^9/L$;③血小板计数低于 $60 \times 10^9/L$。

(3)重度中毒:在慢性中毒基础上,具备下列表现之一者:①全血细胞减少症;②再生障碍性贫血;③骨髓增生异常综合征;④白血病。

其中,在诊断慢性重度苯中毒(白血病)时执行 GBZ 94-2014。

问题 8:应对该患者采取哪些处理措施?

无特效解毒药,可用有助于造血功能恢复的药物,并给予对症治疗。经确诊患病的员工,应立即调离接触苯及其他有毒物质的岗位,接受临床规范治疗。

问题 9:该工作场所中存在哪些问题?

该工作场所主要存在以下问题:建筑不合理,办公地点放在仓库里;无通风除尘设施及个人防护用品;未进行职业健康监护;未进行必要的职业卫生宣传教育。

问题 10:应采取哪些改进措施以预防此类事件的发生?

工作场所应合理设置,办公地点迁出仓库;通风排毒;优化有毒物质的存储方式,比如密闭;加强个人防护:口罩、防护服等;上岗前体检,在岗期间定期体检,建立健康档案;进行职业卫生宣传教育;加强职业安全、卫生监督与管理。

案例二　正己烷中毒

问题 1:上述资料中,你认为患者的病史还应补充什么内容?

职业中毒的诊断依据:①详细可靠的职业史;②职业病危害接触史和现场危害调查与评价;③临床表现;④辅助检查结果;⑤排除其他。所以该患者的病史中还应补充详细可靠的职业接触史、辅助检查结果及现场调查的资料。

问题 2:上述症状是什么系统受损所导致的?

上述症状是中枢和外周神经系统受损所导致的。

问题 3:正己烷有哪些理化特性?

正己烷是己烷主要的异构体之一,化学式 $CH_3(CH_2)_4CH_3$,分子量 86.18;常温下为微有异臭的液体;易挥发,蒸气比重为 2.97;沸点 68.74 ℃,自燃点为 225 ℃;几乎不溶于水,易溶于氯仿、乙醚、乙醇;商品正己烷常含有一定量的苯或其他烃类。

问题 4:慢性正己烷中毒可能出现哪些临床表现?与上述患者的中毒症

状是否相符?

长期职业性接触导致的慢性正己烷中毒,主要累及以下系统。

(1)神经系统:以多发性周围神经病变最为重要,其特点为起病隐匿且进展缓慢。四肢远端有程度和范围不等的痛触觉减退,多在肘及膝关节以下,一般呈手套袜子型分布;腱反射减退或消失;感觉和运动神经传导速度减慢。较重者可累及运动神经,常伴四肢无力、食欲减退和体重减轻;肌肉痉挛样疼痛,肌力下降,部分有肌萎缩,以四肢远端较为明显。神经肌电图检查显示不同程度的神经元损害。严重者视觉和记忆功能缺损。停止接触毒物后,一般轻、中度病例运动神经功能可以改善,而感觉神经功能则难以完全恢复。近年发现,正己烷暴露与帕金森病有关联。

(2)心血管系统:表现为心律不齐,特别是心室颤动,心肌细胞受损。

(3)生殖系统:可表现为男性性功能障碍,精子数目减少,活动能力下降。对女性生殖系统的影响研究较少。

(4)其他:血清 IgG、IgM、IgA 的水平受到抑制。皮肤黏膜可因长期接触正己烷而出现红肿、水疱、皮肤粗糙等。

问题5:慢性正己烷中毒的发病机制是什么?

正己烷中毒机制还不清楚。它可影响全身多个系统,且主要与其代谢产物2,5-己二酮有关。关于正己烷引起的多发性周围神经病变的机制研究主要有以下几种假说:①轴索肿胀变性假说:2,5-己二酮可与神经丝蛋白中赖氨酰残基的 ε 基氨基形成 2,5-二甲基吡咯加合物。该加合物为亲电子剂,可与核因子(NF)肽链上的亲和剂发生亲核取代反应,引起轴索内神经微丝聚积,从而导致远端轴索发生退行性样改变。也有研究认为 2,5-己二酮通过影响轴突能量生成,导致正常轴浆转运出现异常,使得局部神经微丝聚积,进一步加重轴浆转运障碍。②轴索萎缩假说:2,5-己二酮可与神经纤维内线粒体的糖酵解酶结合,使其失去活性,引起神经纤维能量代谢发生障碍,从而导致轴索变性、脱髓鞘等,出现中毒性周围神经病变。③神经生长因子信号转导异常假说:研究认为轴索萎缩不是导致正己烷神经毒性作用机制的直接原因;2,5-己二酮阻断靶源性神经营养信号,引起神经生长因子信号转导异常,从而导致神经毒性作用,才是正己烷中毒机制的主要原因。

问题6:要确定患者为慢性正己烷中毒,需进行哪些实验室检查?

要确定患者为慢性正己烷中毒,还需要做以下实验室检查:神经肌电图检查、跟腱反射测试和肌力测试等。

问题7:慢性正己烷中毒的诊断标准是什么?

根据接触正己烷的职业史及临床表现,结合实验室检查及作业场所卫生学调查,综合分析,排除其他原因所致类似疾病后,方可诊断。职业性慢性正己烷中毒的国家诊断标准为 GBZ 84-2002。

(1)观察对象:长期接触正己烷后无周围神经损害体征,但具有以下一项者:①肢体远端麻木疼痛,下肢沉重感,可伴有手足发凉多汗,食欲减退,体重减轻,头昏,头痛等;②神经肌电图显示可疑的神经源性损害。

(2)轻度中毒:上述症状加重,并具有以下一项者:①肢体远端出现对称性分布的痛觉、触觉或音叉振动觉障碍,同时伴有跟腱反射减弱;②神经肌电图显示有肯定的神经源性损害。

(3)中度中毒:在轻度中毒的基础上,具有以下一项者:①跟腱反射消失;②下肢肌力 4 度;③神经肌电图显示神经源性损害,并有较多的自发性失神经电位。

(4)重度中毒:在中度中毒的基础上,具有以下一项者:①下肢肌力 3 度或以下;②四肢远端肌肉明显萎缩,并影响运动功能。

问题 8:应对这些患者采取哪些处理措施?

急性正己烷中毒应立即脱离接触,将患者移至空气新鲜处,用肥皂水清洗皮肤污染物,并做对症处理。正己烷无特殊解毒剂。

慢性正己烷中毒有多发性周围神经病变,应尽早脱离接触,并予以对症和支持治疗。如充分休息,给予维生素 B_1、维生素 B_6、维生素 B_{12} 和能量合剂等;神经生长因子有助于病情康复,可早期使用。同时可进行中西医综合疗法,辅以针灸、理疗和四肢运动功能锻炼等。

轻度中毒者痊愈后可重返原工作岗位,中度及重度患者治愈后不宜再从事相关岗位工作。

问题 9:该公司做法是否符合《职业病防治法》的规定?

该公司做法不符合《职业病防治法》的规定。

按照我国《职业病防治法》的规定,当用人单位从业人员发生职业性损伤时,用人单位应承担其诊疗费用,并不得擅自将患者开除或取消合同。

问题 10:应采取哪些改进措施以预防此类事件的发生?

(1)控制接触浓度:通过工艺改革,减少正己烷的直接接触与使用量,加强局部密闭通风等措施,降低空气中正己烷浓度。我国正己烷职业卫生标准为 100 mg/m^3(PC-TWA);180 mg/m^3(PC-STEL)。

(2)加强个人防护与健康监护:应戴防护口罩、穿防护服,严禁用正己烷洗手。建立就业前和定期体检制度,对患有神经系统和心血管系统疾病的作业工人,应密切观察。定期体检,应特别注意周围神经系统的检查。可考虑将尿中的 2-己醇(0.2 mg/g Cr)、2,5-己二酮(5.3 mg/g Cr)以及血中正己烷(150 μg/L)、呼出气正己烷(180 mg/m³)等作为生物监测指标和参考的生物接触限值。

（3）完善管理：提高防患意识，完善职业卫生管理制度，加强健康教育，加强职业卫生监督，健全法律法规。

第六节　苯的氨基和硝基化合物中毒

案例一　苯胺中毒

问题1：上述资料中，你认为患者的病史还应补充什么内容？

职业中毒的诊断依据：①详细可靠的职业史；②职业病危害接触史和现场危害调查与评价；③临床表现；④辅助检查结果；⑤排除其他。所以该患者的病史中还应补充详细可靠的职业接触史及现场调查的资料。

问题2：可导致高铁血红蛋白血症的物质有哪些？

硝酸及亚硝酸类、苯胺、硝基苯及其衍生物、退热消炎药、某些局部麻醉药、农药中的杀虫剂（苯甲酰苯基脲）、芳香胺类除草剂等均可引起中毒性高铁血红蛋白血症。

问题3：苯胺的理化特性有哪些？

苯胺纯品为无色油状液体，易挥发，具有特殊气味，久置颜色可变为棕色。熔点−6.2 ℃，沸点184.3 ℃，蒸气密度3.22 g/L。苯胺微溶于水，能溶于苯、乙醇、乙醚、氯仿等有机溶剂。

问题4：急性苯胺中毒可能出现哪些临床表现？发病机制是什么？

1.急性苯胺中毒临床表现

短时间内吸收大量苯胺，可引起急性中毒，在夏季为多见，主要引起高铁血红蛋白血症。早期表现为发绀，最先见于口唇、指端及耳垂等部位，其色调与一般缺氧所见的发绀不同，呈蓝灰色，称为"化学性发绀"。当血液中高铁血红蛋白含量大于血红蛋白总量的15%时，即可出现明显发绀，但此时可无自觉症状。当高铁血红蛋白含量增高至30%以上时，出现头昏、头痛、乏力、恶心、手指麻木及视力模糊等症状。高铁血红蛋白含量增加至50%时，出现心悸、胸闷、呼吸困难、精神恍惚、恶心、呕吐、抽搐等症状；严重者可发生心律失常、休克，甚至昏迷、瞳孔散大、反应消失。

较严重的中毒者，在中毒3～4天后可出现不同程度的溶血性贫血，并继发黄疸、中毒性肝病和膀胱刺激症状等。肾脏受损时,出现少尿、蛋白尿、血尿等,严重者可发生急性肾衰竭。少数见心肌损害。眼部接触可引起结膜炎、角膜炎。

2.急性苯胺中毒发病机制

苯胺的主要毒性作用是其中间代谢产物苯基羟胺(苯胲),它有很强的形成高铁血红蛋白的能力,使血红蛋白失去携氧功能,造成机体组织缺氧,引起中枢神经系统、心血管系统及其他脏器的一系列损伤。另外,红细胞内的珠蛋白变性形成赫恩氏小体,使红细胞脆性增加,容易产生溶血性贫血,继发肝、肾损伤。还可引起皮肤损伤。

问题5:急性苯胺中毒的诊断应遵循哪些原则?

有明确的苯胺职业暴露史,出现相应的以高铁血红蛋白血症为主的临床表现,并结合现场劳动卫生学调查,参考实验室检查结果(高铁血红蛋白增高,红细胞内发现赫恩氏小体,尿中对氨基酚增高),排除其他因素引起的类似疾病(如亚硝酸盐中毒),方可诊断。

问题6:对急性苯胺中毒的患者应采取哪些处理措施?

(1)迅速脱离现场,脱去污染的衣服、鞋、袜。皮肤污染者可用5％醋酸溶液清洗皮肤,再用大量肥皂水或清水冲洗;眼部受污染,可用大量生理盐水冲洗。

(2)注意维持呼吸、循环功能;给予吸氧,必要时可辅以人工呼吸,给予呼吸中枢兴奋药及强心、升压药物等。

(3)高铁血红蛋白血症的处理:

①5％～10％葡萄糖溶液500 mL加维生素C 5.0 g静脉滴注,或50％葡萄糖溶液80～100 mL加维生素C 2.0 g静脉注射。适用于轻度中毒患者。

②亚甲蓝(methylene blue,美蓝)的应用:常用1％亚甲蓝溶液5～10 mL(1～2 mg/kg)加入10％～25％葡萄糖液20 mL中静注,1～2小时后可重复使用,一般用1～2次。

亚甲蓝作为还原剂可促进高铁血红蛋白(MetHb)还原,其作用机制是亚甲蓝能作为中间电子传递体加快正常红细胞MetHb的酶还原系统的作用速度,促进还原型烟酰胺腺嘌呤二核苷酸磷酸(NADPH)还原MetHb。

亚甲蓝的不良反应是注射过快或一次应用剂量过大易出现恶心、呕吐、腹痛,甚至抽搐、惊厥等。

③甲苯胺蓝和硫堇:甲苯胺蓝(toluidine blue)和硫堇(thionine)也可使MetHb还原,从而加快还原速度。常用4％甲苯胺蓝溶液10 mg/kg,缓慢静脉注射,每3～4小时一次;0.2％硫堇溶液10 mL,静脉注射或肌内注射,每30分钟一次。

④10%～25%硫代硫酸钠 10～30 mL 静脉注射。

（4）溶血性贫血的治疗：可根据病情严重程度采取综合治疗措施。糖皮质激素治疗为首选方法，一般应大剂量静脉快速给药。严重者可采用置换血浆疗法和血液净化疗法。

（5）中毒性肝损害的处理：除给予高糖、高蛋白、低脂肪、富维生素饮食外，应积极采取"护肝"治疗。

（6）化学性膀胱炎：主要碱化尿液，应用适量肾上腺糖皮质激素，防治继发感染。并可给予解痉剂及支持治疗。

（7）其他：对症和支持治疗。如有高热，可用物理降温法或用人工冬眠药物并加强护理工作，包括心理护理等。

轻、中度中毒患者治愈后，可恢复原工作；重度中毒视疾病恢复情况可考虑调离原工作岗位。

问题 7：该患者适合从事该岗位工作吗？若不适合，为什么？还有哪些职业禁忌证？

该患者不适合从事该岗位工作，因为上岗前体检时就发现其患有肝炎。苯胺可对肝脏造成严重的损伤，因此，肝病是苯胺接触岗位的职业禁忌证。除肝病外，血液病、内分泌紊乱、心血管疾病、严重皮肤病、红细胞葡萄糖-6-磷酸脱氢酶缺乏症、眼晶状体浑浊或白内障，都是职业禁忌证。

问题 8：还有哪些岗位可以接触到苯胺？

工业生产中以下途径可接触到苯胺。

（1）苯胺合成：工业所用的苯胺均由人工合成，硝酸作用于苯合成硝基苯，再还原成苯胺。

（2）苯胺的应用：苯胺广泛用于印染、染料制造、橡胶（硫化时的硫化剂及促进剂）、照相显影剂、塑料、离子交换树脂、香水、药物合成等化工产业。

（3）在自然界少量存在于煤焦油中。

问题 9：该企业应采取哪些改进措施？

（1）改善改革工艺及设备：加强生产操作过程中的密闭化、连续化，采用计算机等自动化控制设备。如苯胺生产，用抽气泵加料代替手工操作，以免工人直接接触。以无毒或低毒物质代替剧毒物。

（2）严格遵守检修制度及操作规程：工厂应定期进行设备检修，防止跑、冒、滴、漏现象发生。在检修过程中应严格遵守各项安全操作规程，同时要做好个人防护，检修时要戴防毒面具，穿紧袖工作服、长筒胶鞋，戴胶手套等。

（3）改善车间生产环境：加强通风、排毒设施的检查和维修，保证这些设备有效工作；对车间的建筑及地面可用清水冲洗；定期进行车间毒物浓度监测，保证车间毒物浓度在国家最高容许浓度以下。

（4）增强个人防护意识：开展多种形式的安全健康教育，在车间内不吸烟，不吃食物，工作前后不饮酒，及时更换工作服、手套，污染毒物的物品不能随意丢弃，应妥善处理。

（5）做好就业前体检和定期体检工作：就业前发现血液病、肝病、内分泌紊乱、心血管疾病、严重皮肤病、红细胞葡萄糖-6-磷酸脱氢酶缺乏症、眼晶状体浑浊或白内障的患者，不能从事接触此类化合物的工作。每年定期体检一次，体检时，特别注意肝（包括肝功能）、血液系统及眼晶状体的检查。

案例二　三硝基甲苯中毒

问题 1：三硝基甲苯的理化特性是什么？

三硝基甲苯为灰黄色结晶，又称"黄色炸药"。熔点 80.65 ℃，比重 1.65，沸点 240 ℃（爆炸）。本品极难溶于水，易溶于丙酮、苯、醋酸甲酯、甲苯、氯仿、乙醚等。受热容易引起爆炸。

问题 2：三硝基甲苯会造成哪些危害？

（1）晶体损害：以中毒性白内障为主要表现。

（2）肝脏损害：肝脏是 TNT 毒作用的主要靶器官，急性改变主要是肝细胞坏死和脂肪变性；慢性改变主要是肝细胞再生和纤维增生。

（3）血液系统损害：TNT 可引起血红蛋白、中性粒细胞及血小板减少，也可出现赫恩氏小体。长期高浓度 TNT 接触可导致再生障碍性贫血。

（4）其他损害：调查发现接触 TNT 男工出现性功能异常，精液质量差，血清睾酮降低，女工出现月经异常等生殖系统损伤；TNT 暴露者出现尿蛋白含量增高等肾脏损害表现；长期暴露 TNT 的劳动者，类神经综合征发生率增高，并伴有自主神经功能紊乱；部分患者可出现心肌损害。

问题 3：三硝基甲苯泄露后应采取哪些无害化处理措施？

隔离泄漏污染区，周围设警告标志，切断火源。建议应急处理人员戴好防毒面具，穿化学防护服。冷却，防止震动、撞击和摩擦，避免扬尘，使用无火花工具小心扫起，转移到安全场所。也可以用大量水冲洗，将稀释的洗水放入废水系统。如大量泄漏，用水润湿，然后收集、转移、回收或无害处理后废弃。

问题4:职业性急性三硝基甲苯中毒的诊断标准是什么?

(1)诊断原则:根据长期三硝基甲苯职业接触史,出现肝脏、血液及神经等器官或者系统功能损害的临床表现,结合职业卫生学调查资料和实验室检查结果,综合分析,排除其他病因所致的类似疾病,方可诊断。

(2)诊断分级标准:慢性 TNT 中毒根据国家《职业性慢性三硝基甲苯中毒的诊断》(GBZ 69-2011)诊断及分级标准。

轻度中毒:口唇、耳郭、指(趾)端轻微发绀,可伴有头晕、头痛、乏力、胸闷等轻度缺氧症状,血中高铁血红蛋白浓度大于等于10%。

中度中毒:皮肤、黏膜明显发绀,出现心悸、气短、恶心、呕吐、反应迟钝、嗜睡等明显缺氧症状,血中高铁血红蛋白浓度大于等于10%,且伴有以下任何一项者:①轻度溶血性贫血,变性珠蛋白小体可升高;②急性轻中度中毒性肝病;③轻中度中毒性肾病;④化学性膀胱炎。

重度中毒:皮肤黏膜重度发绀,可伴意识障碍,血中高铁血红蛋白浓度大于等于10%,且伴有以下任何一项者:①重度溶血性贫血;②急性重度中毒性肝病;③重度中毒性肾病。

问题5:三硝基甲苯中毒有哪些临床症状和体征?是否与上述患者症状和体征一致?

轻度急性中毒时,患者可有头晕、头痛、恶心、呕吐、食欲缺乏,上腹部及右季肋部痛,口唇呈蓝紫色,发绀可扩展到鼻尖、耳壳、指(趾)端等部位。重度者,除上述症状加重以外,尚有神志不清,呼吸浅表、频速,偶有惊厥,甚至大小便失禁,瞳孔散大,对光反应消失,角膜及腱反射消失。严重者可因呼吸麻痹死亡。

问题6:应该对中毒患者采取哪些处理措施?

(1)迅速脱离现场,脱去污染的衣服、鞋、袜。皮肤污染者可用5%醋酸溶液清洗皮肤,再用大量肥皂水或清水冲洗;眼部受污染,可用大量生理盐水冲洗。

(2)注意维持呼吸、循环功能;给予吸氧,必要时可辅以人工呼吸,给予呼吸中枢兴奋药及强心、升压药物等。

(3)高铁血红蛋白血症的处理:

①5%~10%葡萄糖溶液500 mL 加维生素 C 5.0 g 静脉滴注,或50%葡萄糖溶液80~100 mL 加维生素 C 2.0 g 静脉注射。适用于轻度中毒患者。

②亚甲蓝(美蓝)的应用:常用1%亚甲蓝溶液5~10 mL(1~2 mg/kg)加入10%~25%葡萄糖液 20 mL 中静注,1~2 小时后可重复使用,一般用1~2 次。

亚甲蓝作为还原剂可促进 MetHb 还原,其作用机制是亚甲蓝能作为中间电子传递体加快正常红细胞 MetHb 的酶还原系统的作用速度,促进 NADPH 还原 MetHb。

亚甲蓝的不良反应是注射过快或一次应用剂量过大易出现恶心、呕吐、腹痛,甚至抽搐、惊厥等。

③甲苯胺蓝和硫堇:甲苯胺蓝和硫堇也可使 MetHb 还原,从而加快还原速度。常用 4% 甲苯胺蓝溶液 10 mg/kg,缓慢静脉注射,每 3~4 小时一次;0.2% 硫堇溶液 10 mL,静脉注射或肌内注射,每 30 分钟一次。

④10%~25%硫代硫酸钠 10~30 mL 静脉注射。

(4)溶血性贫血的治疗:可根据病情严重程度采取综合治疗措施。糖皮质激素治疗为首选方法,一般应大剂量静脉快速给药。严重者可采用置换血浆疗法和血液净化疗法。

(5)中毒性肝损害的处理:除给予高糖、高蛋白、低脂肪、富维生素饮食外,应积极采取"护肝"治疗。

(6)化学性膀胱炎:主要治疗为碱化尿液,应用适量肾上腺糖皮质激素,防治继发感染。并可给予解痉剂及支持治疗。

(7)其他:对症和支持治疗。如有高热,可用物理降温法或用人工冬眠药物并加强护理工作,包括心理护理等。

轻、中度中毒患者治愈后,可恢复原工作;重度中毒视疾病恢复情况可考虑调离原工作岗位。

问题 7:还有那些典型的行业会接触到三硝基甲苯?

工业生产中以下途径可接触到三硝基甲苯。

(1)制造:甲苯被硝化剂(硝酸和硫酸的混合酸)逐级硝化成一硝基甲苯、二硝基甲苯、TNT。在化学合成、粉碎、过筛、配料、包装生产过程可产生 TNT 粉尘及蒸气。

(2)使用:TNT 作为炸药,广泛应用于国防、采矿、开凿隧道等方面。TNT 还用作照相、药品和染料的中间体。

问题 8:该化工厂应采取哪些改进措施?

(1)改善改革工艺及设备:加强生产操作过程中的密闭化、连续化,采用计算机等自动化控制设备。以无毒或低毒物质代替剧毒物,如染化行业中用固相反应法代替使用硝基苯作热载体的液相反应。

(2)严格遵守检修制度及操作规程:工厂应定期进行设备检修,防止跑、冒、滴、漏现象发生。在检修过程中应严格遵守各项安全操作规程,同时要做好个人防护,检修时要戴防毒面具,穿紧袖工作服、长筒胶鞋,戴胶手套等。

(3)改善车间生产环境:加强通风、排毒设施的检查和维修,保证这些设备有效工作;对车间的建筑及地面可用清水冲洗;定期进行车间毒物浓度监测,保证车间毒物浓度在国家最高容许浓度以下。

(4)增强个人防护意识:开展多种形式的安全健康教育,在车间内不吸烟,不吃食物,工作前后不饮酒,及时更换工作服、手套,污染毒物的物品不能随意丢弃,应妥善处理。接触三硝基甲苯(TNT)的工人,工作后应用温水彻底淋浴;可用10%亚硫酸钾肥皂洗浴、洗手,该品遇 TNT 变为红色,将红色全部洗净,表示皮肤污染已去除;也可用浸过 9∶1 的酒精氢氧化钠溶液的棉球擦手,如不出现黄色,则表示 TNT 污染已清除。

(5)做好就业前体检和定期体检工作:就业前发现血液病、肝病、内分泌紊乱、心血管疾病、严重皮肤病、红细胞葡萄糖-6-磷酸脱氢酶缺乏症、眼晶状体浑浊或白内障的患者,不能从事接触此类化合物的工作。每年定期体检一次,体检时,特别注意肝(包括肝功能)、血液系统及眼晶状体的检查。

第七节　农药中毒

案例一　有机磷农药中毒

问题 1:患者病史还缺乏哪些资料?

职业中毒的诊断依据:①详细可靠的职业史;②职业病危害接触史和现场危害调查与评价;③临床表现;④辅助检查结果;⑤排除其他。所以该患者的病史中还应补充详细可靠的职业接触史及现场调查的资料。

问题 2:请根据患者主诉及查体情况,初步判断患者所患疾病。

根据患者主诉及查体情况,初步判断患者为农药中毒。

问题 3:要确诊患者为有机磷农药中毒,还应进行什么检查?

要确诊患者为有机磷农药中毒,还应检查血液中胆碱酯酶活性。

问题 4:有机磷农药中毒的临床症状有哪些?

1.急性中毒

潜伏期长短与接触有机磷农药的品种、剂量、侵入途径及人体健康状况等因素有关。经皮吸收中毒者潜伏期较长,可在 12 小时内发病,但多在 2～6 小时开始出现症状。呼吸道吸收中毒时潜伏期较短,但往往是在连续工作下逐渐发病,通常发病越快,病情越重。

急性中毒的症状和体征可分下列几方面。

(1)毒蕈碱样症状:早期就可出现,主要表现为:①腺体分泌亢进;②平滑肌痉挛;③瞳孔缩小(因动眼神经末梢乙酰胆碱堆积引起虹膜括约肌收缩使瞳孔缩小);④心血管抑制。常被烟碱样作用所掩盖。

(2)烟碱样症状:出现的血压升高及心动过速,可掩盖毒蕈碱样作用下的血压偏低及心动过缓。运动神经兴奋时,表现肌束震颤、肌肉疼挛,进而由兴奋转为抑制,出现肌无力、肌肉麻痹等。

(3)中枢神经系统症状:早期出现头晕、头痛、倦怠、乏力等,随后可出现烦躁不安、言语不清及不同程度的意识障碍。严重者可发生脑水肿,出现癫痫样抽搐、瞳孔不等大等,甚至呼吸中枢麻痹而死亡。

(4)其他症状:严重者可出现许多并发症状,如中毒性肝病、急性坏死性胰腺炎、脑水肿等。一些重症患者可出现中毒性心肌损害。少数患者主要在急性中毒后第1~4天,胆碱能危象症状基本消失后,出现中间肌无力综合征。部分患者在急性中毒恢复期出现迟发性神经病变。

2.慢性中毒

症状较轻,主要是类神经症,部分出现毒蕈碱样症状,偶有肌束颤动、瞳孔变化、神经肌电图和脑电图变化。长期接触有机磷农药对健康的影响主要表现为对免疫系统功能、生殖功能的不良作用。

3.致敏作用和皮肤损害

有些有机磷农药可引起支气管哮喘、过敏性皮炎等。

问题5:与口服中毒不同,职业性有机磷农药中毒为何常被误诊?

口服中毒往往是自杀或误服所导致的,剂量一般比较大,表现出农药中毒的典型症状,所以,一般比较容易诊断鉴别。而职业性有机磷中毒接触剂量往往相对较低,中毒症状和体征并不明显,因此,比较容易被误诊。

问题6:有机磷农药中毒的诊断标准是什么?

正确诊断是有机磷农药中毒抢救成功的关键。并且随时观察病情变化,根据病情调整用药。此外,必须注意接触混配农药时其他农药中毒的识别。《职业性急性有机磷杀虫剂中毒诊断标准》(GBZ 8-2002)规定了有关原则和分级标准。

(1)诊断依据:根据短时间接触大量有机磷杀虫剂的职业史,以自主神经、中枢神经和周围神经系统症状为主的临床表现,结合全血胆碱酯酶活性测定,参考劳动卫生调查资料,排除其他类似疾病后作出诊断。

(2)接触反应:具有下列表现之一:①无明显临床表现,全血或红细胞胆碱酯酶活性低于70%;②有轻度的毒蕈碱样自主神经症状和(或)中枢神经系统症状,全血胆碱酯酶活性高于70%。

(3)急性中毒分级标准:根据短时间大量接触史,结合相应的临床症状和体征、全血胆碱酯酶活性,分为轻、中、重度中毒及中间肌无力综合征和迟发性神经病。

（4）慢性中毒：长时间接触史结合下列情况之一，可诊断为慢性中毒：①有神经症状、轻度毒蕈碱样症状和烟碱样症状中两项，胆碱酯酶活性在50%以下，并在脱离接触后一周内连续3次检查仍在50%以下；②出现上述症状一项，胆碱酯酶活性在30%以下，并在脱离接触后一周内连续3次检查仍在50%以下。

问题7：血液中乙酰胆碱与胆碱酯酶的活性有什么关系？

有机磷农药急性毒作用的主要机制是抑制胆碱酯酶活性，使之失去分解乙酰胆碱的能力，导致乙酰胆碱在体内聚集，而产生相应的功能紊乱。

问题8：对有机磷农药中毒患者应采取哪些处理措施？

1.清除毒物

立即使患者脱离中毒现场，脱去污染衣服，用肥皂水（忌用热水）彻底清洗污染的皮肤、头发、指甲；眼部如受污染，应迅速用清水或2%碳酸氢钠溶液冲洗。

2.特效解毒药

迅速给予解毒药物。轻度中毒者可单独给予阿托品。中度或重度中毒者，需要阿托品及胆碱酯酶复能剂（如氯解磷定、解磷定）两者并用。合并使用时，两者有协同作用，剂量应适当减少。敌敌畏、乐果等中毒时，使用胆碱酯酶复能剂的效果较差，治疗应以阿托品为主。注意阿托品化（瞳孔扩大、颜面潮红、皮肤无汗、口干、心率加速），但要防止阿托品过量、中毒。

3.对症治疗

处理原则同内科。治疗过程中注意保持呼吸道通畅。出现呼吸衰竭或呼吸麻痹时，立即给予机械通气。必要时做气管插管或切开。出现呼吸暂停时，不要轻易放弃治疗。急性中毒患者临床表现消失后仍应继续观察2~3天；乐果、马拉硫磷、久效磷中毒者，应延长治疗观察时间。重度中毒患者避免过早活动，防止病情突变。

4.劳动能力鉴定

（1）观察对象：应暂时调离有机磷作业1~2周，并复查全血胆碱酯酶活性，有症状者可适当对症处理。

（2）急性中毒：治愈后3个月内不宜接触有机磷农药。有迟发性神经病变者，应调离有机磷作业。

问题9：有机磷农药中毒的机制是什么？

有机磷农药急性毒作用的主要机制是抑制胆碱酯酶活性，使之失去分解乙酰胆碱的能力，导致乙酰胆碱在体内聚集，而产生相应的功能紊乱。有机磷化合物进入体内后，迅速与体内胆碱酯酶结合，形成磷酰化胆碱酯酶，使之失去分解乙酰胆碱的作用,以致胆碱能神经末梢部位所释放的乙酰胆碱不能迅速被其周围的胆碱酯酶水解,造成乙酰胆碱大量蓄积,引起与胆碱能神经过度兴奋相似的症状,产生强烈的毒蕈碱样症状、烟碱样症状和中枢神经系统症状。

胆碱酯酶活性抑制是有机磷农药急性毒作用的主要机制,但不是唯一机制。如兴奋性氨基酸、抑制性氨基酸、单胺类递质等非胆碱能机制也涉及。有机磷农药可以直接作用于胆碱能受体,可以抑制其他的酯酶,也可以直接作用于心肌细胞造成心肌损伤。一些农药,如美曲膦酯、敌敌畏、马拉硫磷、甲胺磷、对溴磷、三甲苯磷、丙硫磷等,还可以引起迟发性神经病变。有机磷引起的迟发性神经毒性(OPIDN)主要病变为周围神经及脊髓长束的轴索变性,轴索内聚集管囊样物继发脱髓鞘改变。长而粗的轴索最易受损害,且以远端为重,符合中枢周围远端型轴索病。OPIDN 的发病机制尚未完全明了,目前认为与神经病靶酯酶抑制以及靶神经轴索内的钙离子、钙调蛋白激酶 B 受干扰,使神经轴突内钙稳态失调,骨架蛋白分解,导致轴突变性有关。还有一些农药,如乐果、氧乐果、敌敌畏、甲胺磷、倍硫磷等中毒后,在出现胆碱能危象后和出现 OPIDN前,出现中间肌无力综合征。中间肌无力综合征表现以肢体近端肌肉、颅神经支配的肌肉以及呼吸肌的无力为特征,发病机制尚未阐明,主要假设有神经肌肉接头传导阻滞、横纹肌坏死、乙酰胆碱酯酶持续抑制、血清钾离子水平下降、氧自由基损伤等。

问题 10:应采取何种措施以预防此类事件的发生?

农药中毒的预防措施与其他化工产品的原则基本相同,但要考虑农药有广泛应用的特性。除《中华人民共和国农药管理条例》外,国家或有关主管部门颁发了《农药安全使用规定》《农药合理使用准则》以及《农村农药中毒卫生管理办法》等法规。预防农药中毒的关键是加强管理和普及安全用药知识。

1. 严格执行农药管理规定

生产农药,必须进行产品登记和申领生产许可。农药经营必须实行专营制度,避免农药的扩散和随意购买。限制或禁止使用对人、畜危害性大的农药,鼓励发展高效低毒的农药,逐步淘汰高毒类农药。农药容器的标签必须符合国家规定,有明确的成分标志、毒性分级和意外时的急救措施等。

2. 积极向有关人员宣传、落实预防农药中毒管理办法

严格执行农药登记的使用范围限制,剧毒农药绝不可用于蔬菜、收获前的粮食作物及果树等。开展安全使用农药的教育,提高防毒知识与个人卫生防护能力。

3. 改进农药生产工艺及施药器械

防止跑、冒、滴、漏;加强通风排毒措施;用机械化包装替代手工包装。

4. 遵守安全操作规程

农药运输应专人、专车,不与粮食、日用品等混装、混堆。被污染的地面、包装材料、运输工具要正确清洗。配药、拌种应有专门的容器和工具,严格按照说明书要求正确掌握配制的浓度。容器、工具用毕后,要在指定的地点清洗,防止污染水源等。喷药时遵守操作规程,防止农药污染皮肤和吸入中毒。一些行之有效的经验,如站在上风向喷洒,倒退行走喷洒,禁止在炎热或大风时施药。施药员要穿长衣长裤,使用塑料薄膜围裙、裤套或鞋套;工作时不吸烟或吃食物。污染的皮肤、工作服应及时清洗。施药工具要注意保管、维修,防止发生泄漏。严禁用嘴吹、吸喷头和滤网等。使用过农药的区域要竖立标志,在一定时间内避免进入。

5. 医疗保健及预防措施

(1)生产工人要进行就业前体检和定期体检,可针对接触的农药增加有关指标,如有机磷农药接触工人应增加全血胆碱酯酶活性。妊娠期和哺乳期的妇女、患有神经系统疾病及明显肝肾疾病的患者,要调离接触农药的岗位。

(2)施药人员要给予健康指导。农药使用有季节性,且使用者多为农民。告知他们每次施药时间不要过长;连续施药 3～5 天后休息 1～2 天;不在炎热时喷洒农药;患病时,不去从事施药作业等。

6. 指导农民正确存放农药

购买回来的农药切莫与粮食、化肥、种子等混放在一起,也不能存放在人、畜经常出入的地方。应贮放在阴凉、通风干燥,特别是小孩不能找到的隐蔽地方。随意将农药瓶和农药塑料丢弃不但破坏环境,而且容易造成人畜中毒,可采取在野外挖坑深埋的方法处理,防患于未然。

7. 其他措施

鼓励组成专业队伍开展施药工作,减少接触农药的人数,避免农药流失。积极研制低毒或无毒类农药。在高毒类农药中加入警告色或恶臭剂等,避免错误的用途等。

第八节　生产性粉尘与职业性肺部疾患

案例一　硅沉着病

问题 1：根据患者主诉，该患者有可能患哪些疾病？

根据患者主诉，该患者有可能患肺结核、肺尘埃沉着病（旧称"尘肺"）等疾病。

问题 2：如何对这些疾病进行鉴别诊断？

结核病与肺尘埃沉着病的鉴别主要依据实验室检查及 X 线胸片。

问题 3：根据上述检查结果，请再次判断患者所患疾病。

由于实验室检查显示抗酸杆菌阳性 4＋，说明患者受到结核杆菌感染，可诊断为结核病。

问题 4：这种疾病的病因主要有哪些？

结核病是由结核分枝杆菌引起的慢性传染病，可侵及许多脏器，以肺部结核感染最为常见。排菌者为其重要的传染源。人体感染结核菌后不一定发病，当抵抗力降低或细胞介导的变态反应增高时，才可能引起临床发病。若能及时诊断，并予合理治疗，大多可获临床痊愈。

问题 5：诊断结果是否正确？为什么抗结核药物无明显效果？

诊断结果正确，至于抗结核药物为什么无明显效果，可能是因为患者并非仅患肺结核一种疾病。

问题 6：上述资料提示了什么问题？

上述资料说明，患者除患肺结核外，还有其他并发症。

问题 7：该男性还有可能患何种疾病？该病的主要病理变化有哪些？

该男性还有可能患硅沉着病（旧称"矽肺"）。

硅沉着病病例尸检肉眼观察可见肺体积增大，晚期肺体积缩小，一般含气量减少，色灰白或黑白，呈花岗岩样。肺重量增加，入水下沉。触及表面有散在、孤立的结节如砂粒状，肺弹性丧失，融合团块处质硬似橡皮。可见胸膜粘连、增厚。肺门和支气管分叉处淋巴结肿大，色灰黑，背景夹杂玉白色条纹或斑点。

硅沉着病的基本病理改变是硅结节形成和弥漫性间质纤维化,硅结节是硅沉着病的特征性病理改变。硅沉着病按病理形态可分为结节型、弥漫性间质纤维化型、硅性蛋白沉积和团块型。

1. 结节型硅沉着病

结节性硅沉着病是由于长期吸入游离二氧化硅(SiO_2)含量较高的粉尘而引起的肺组织纤维化,典型病变为硅结节。肉眼观,硅结节稍隆起于肺表面,呈半球状,在肺切面多见于胸膜下和肺组织内,大小为 $1\sim5$ mm。镜下观,可见不同发育阶段和类型的硅结节。早期硅结节胶原纤维细且排列疏松,间有大量尘细胞和成纤维细胞。结节越成熟,胶原纤维越粗大密集,细胞越少,终至胶原纤维发生透明性变,中心管腔受压,成为典型硅结节。典型硅结节横断面为葱头状,外周是多层紧密排列呈同心圆状的胶原纤维,中心或偏侧为一闭塞的小血管或小支气管。有的硅结节以缠绕成团的胶原纤维为核心,周围是呈漩涡状排列的尘细胞、尘粒及纤维性结缔组织。粉尘中游离 SiO_2 含量越高,硅结节形成时间越长,结节越成熟、典型。有的硅结节直径虽很小,但很成熟,出现中心钙盐沉着,多见于长期吸入低浓度高游离 SiO_2 含量粉尘进展缓慢的病例,淋巴结内也可见硅结节。

2. 弥漫性间质纤维化型硅沉着病

此类型见于长期吸入的粉尘中游离 SiO_2 含量较低,或虽游离 SiO_2 含量较高,但吸入量较少的病例。病变进展缓慢,特点是在肺泡、肺小叶间隔及小血管和呼吸性细气管周围,纤维组织呈弥漫性增生,相互连接呈放射状、星芒状,肺泡容积缩小,有时形成大块纤维化,其间夹杂粉尘颗粒和尘细胞。

3. 硅性蛋白沉积

病理特征为肺泡腔内有大量乳白色的蛋白分泌物,称为"硅性蛋白";随后可伴有纤维增生,形成小纤维灶乃至硅结节。多见于短期内接触高浓度、高分散度的游离 SiO_2 粉尘的年轻工人,又称"急性硅沉着病"。

4. 团块型硅沉着病

团块型硅沉着病是上述类型硅沉着病进一步发展,病灶融合而成。硅结节增多、增大、融合,其间继发纤维化病变,融合扩展而形成团块状。该型多见于两肺上叶后段和下叶背段。肉眼观,病灶为黑或灰黑色,索条状,呈圆锥、梭状或不规则形,界限清晰,质地坚硬;切面可见原结节轮廓、索条状纤维束、薄壁空洞等病变。镜下除可观察到结节型病变、弥漫性间质纤维化型病变、大量胶原纤维增生及透明性变外,还可见被压神经、血管及所造成的营养不良性坏死,薄壁空洞及钙化病灶;萎缩的肺泡组织泡腔内充满尘细胞和粉尘,周围肺泡壁破裂呈代偿性肺气肿,贴近胸壁形成肺大泡;胸膜增厚,广泛粘连。病灶如被结核菌感染,形成硅沉着病结核病灶。

硅沉着病结核的病理特点是既有硅沉着病又有结核病变。镜下观,中心为干酪样坏死物,在其边缘有数量不多的淋巴细胞、上皮样细胞和不典型的结核巨细胞,外层为环形排列的多层胶原纤维和粉尘。也可见到以纤维团为结节的核心,外周为干酪样坏死物和结核性肉芽组织,坏死物中可见大量胆固醇结晶和钙盐颗粒,多见于硅沉着病结核空洞,呈岩洞状,壁厚不规则。

多数硅沉着病病例,由于长期吸入混合性粉尘,兼有结节型和弥漫间质纤维化型病变,难分主次,称"混合型硅沉着病";有些严重病例兼有团块型病变。

问题 8:请叙述这种疾病的发病机制。

硅尘如何引起肺纤维化,至今未完全明了,学者们提出多种假说,如机械刺激学说、硅酸聚合学说、表面活性学说等:①石英直接损害巨噬细胞膜,改变细胞膜通透性,促使细胞外钙离子内流。当其内流超过 Ca^{2+}/Mg^{2+}-ATP 酶及其他途径排钙能力时,细胞内钙离子浓度升高,并可造成巨噬细胞损伤及功能改变。②石英尘粒表面的羟基活性基团,即硅烷醇基团,可与肺泡巨噬细胞膜构成氢键,产生氢的交换和电子传递,造成细胞膜通透性增高、流动性降低,功能改变。③尘细胞可释放活性氧(ROS),激活白细胞产生活性氧自由基,参与生物膜脂质过氧化反应,引起细胞膜的损伤。④肺泡Ⅰ型上皮细胞在硅尘作用下变性肿胀、脱落,当肺泡Ⅱ型上皮细胞不能及时修补时,基底膜受损,暴露间质,激活成纤维细胞增生。⑤巨噬细胞损伤或凋亡释放脂蛋白等,可成为自身抗原,刺激产生抗体,抗原抗体复合物沉积于胶原纤维上发生透明变性。但这些假说均不能圆满解释其发病过程。

硅沉着病纤维化发病的分子机制研究有了一定的进展。硅尘进入肺内激活或损伤淋巴细胞、上皮细胞、巨噬细胞、成纤维细胞等效应细胞,分泌多种细胞因子、趋化因子及细胞外基质等。尘粒、效应细胞、活性分子等相互作用,构成复杂的细胞-细胞因子网络,通过多种信号传导途径,激活胞内转录因子,调控肺纤维化进程:①硅尘可通过直接和间接途径激活炎症小体 NLRP3,进而活化胱冬肽酶-1(caspase-1),激活下游的白介素-13(IL-13)和白介素-18(IL-18),发挥促炎作用。在硅尘导致巨噬细胞凋亡过程中可释放趋化因子,募集新的炎症细胞,进一步放大炎症反应。②Th1 型细胞因子在肺损伤早期激活淋巴细胞,参与组织炎症反应过程。Th2 型细胞因子促进成纤维细胞增生、活化,启动纤维化的进程。硅尘促进调节性 T 淋巴细胞调控 Th1 向 Th2 型反应极化,诱导转化生长因子-β(TGF-β)分泌增加,进而促进成纤维细胞增生及胶原蛋白等的合成与分泌。③肌成纤维细胞在硅沉着病发病中起重要作用,其来源于肺内的成纤维细胞直接分化、上皮细胞转化和循环及骨髓源性细胞的分化。这些不同来源的肌成纤维细胞最终导致过多的细胞外基质沉积,主要有Ⅰ型和Ⅲ型胶原蛋白、弹性蛋白、纤维粘连蛋白、黏多糖等。④硅尘可使肺泡巨噬细胞溶酶体产生应激,导致自噬体增加,细胞自噬降解抑制,促使死亡受体、线粒体和内质网信号通路介导各种肺部效应细胞的凋亡,从而促进肺纤维化的进程。

问题9:要确诊为该疾病,还需要哪些资料?

要确诊为硅沉着病,还需要有患者作业场所职业卫生现场调查的资料。

问题10:还有哪些典型的岗位可能患硅沉着病?

接触游离 SiO_2 粉尘的作业非常广泛,遍及许多领域。如各种金属、非金属、煤炭等矿山,采掘作业中的凿岩、掘进、爆破、运输等;修建公路、铁路、水利电力工程开挖隧道,采石、建筑、交通运输等行业和作业;冶金、制造、加工业等,如冶炼厂、石粉厂、玻璃厂、耐火材料厂生产过程中的原料破碎、研磨、筛分、配料等工序,机械制造业铸造车间的原料粉碎、配料、铸型、打箱、清砂、喷砂等生产过程,陶瓷厂原料准备,珠宝加工,石器加工等均能产生大量含游离 SiO_2 的粉尘。通常将接触含有 10% 以上游离 SiO_2 粉尘的作业称为"硅尘作业"。

问题11:硅沉着病的诊断依据及原则是什么?

1.诊断原则和方法

硅沉着病是肺尘埃沉着病中最为常见的一种类型。根据可靠的生产性粉尘接触史、现场劳动卫生学调查资料,以技术质量合格的 X 线高千伏或数字化摄影(DR)后前位胸片表现作为主要依据,结合工作场所职业卫生学、肺尘埃沉着病流行病学调查资料和职业健康监护资料,参考临床表现和实验室检查,排除其他肺部类似疾病后,可对照肺尘埃沉着病诊断标准片作出肺尘埃沉着病的诊断和 X 线分期。劳动者临床表现和 X 线胸片检查符合肺尘埃沉着病的特征,在没有证据否定其与接触粉尘之间存在必然联系的情况下,可由有诊断资质的诊断组诊断为肺尘埃沉着病。

在诊断时应注意与下述疾病鉴别:急性和亚急性血行播散型肺结核、浸润型肺结核、肺含铁血黄素沉着症、肺癌、特发性肺间质纤维化、变态反应性肺泡炎、肺真菌病、肺泡微石症等。

对于少数生前有较长时间接尘职业史,未被诊断为肺尘埃沉着病者,根据本人遗愿或死后家属提出申请,进行尸体解剖。根据详细可靠的职业史,由具有肺尘埃沉着病理诊断资质的病理专业人员按照《尘肺病病理诊断标准》(GBZ 25—2014)提出肺尘埃沉着病的病理诊断报告,患者历次 X 线胸片、病例摘要或死亡日志及现场劳动卫生学资料是诊断的必需参考条件。该诊断可作为享受职业病待遇的依据。

2.肺尘埃沉着病诊断标准

2015年,我国重新修订的《职业性尘肺病的诊断》(GBZ 70－2015)部分内容如下:

(1)肺尘埃沉着病一期。有下列表现之一者:①有总体密集度1级的小阴影,分布范围至少达到2个肺区;②接触石棉粉尘,有总体密集度1级的小阴影,分布范围只有1个肺区,同时出现胸膜斑;③接触石棉粉尘,小阴影总体密集度为0,但至少有2个肺区小阴影密集度为0/1,同时出现胸膜斑。

(2)肺尘埃沉着病二期。有下列表现之一者:①有总体密集度2级的小阴影,分布范围超过4个肺区;②有总体密集度3级的小阴影,分布范围达到4个肺区;③接触石棉粉尘,有总体密集度1级的小阴影,分布范围超过4个肺区,同时出现胸膜斑并已累及部分心缘或膈面;④接触石棉粉尘,有总体密集度2级的小阴影,分布范围达到4个肺区,同时出现胸膜斑并已累及部分心缘或膈面。

(3)肺尘埃沉着病三期。有下列表现之一者:①有大阴影出现,其长径不小于20 mm,短径大于10 mm;②有总体密集度3级的小阴影,分布范围超过4个肺区并有小阴影聚集;③有总体密集度3级的小阴影,分布范围超过4个肺区并有大阴影;④接触石棉粉尘,有总体密集度3级的小阴影,分布范围超过4个肺区,同时单个或两侧多个胸膜斑长度之和超过单侧胸壁长度的二分之一或累及心缘使其部分显示蓬乱。

问题12:硅沉着病患者为什么常常伴有结核病,可能还会有哪些并发症?

肺尘埃沉着病患者的机体抵抗力降低,尤其呼吸系统的清除自净能力下降,呼吸系统炎症,特别是肺内感染(包括肺结核)是肺尘埃沉着病患者最常见、最频发的并发症。

除肺结核外,硅沉着病患者还可能有肺及支气管感染、自发性气胸、肺心病等并发症。

问题13:应对硅沉着病患者采取哪些处理措施?

1.治疗

目前尚无根治办法。我国学者多年来研究了数种治疗硅沉着病的药物,在动物模型上具有一定的抑制胶原纤维增生等作用,临床试用中有某种程度上的减轻症状、延缓病情进展的疗效,但有待继续观察和评估。大容量肺泡灌洗术是目前肺尘埃沉着病治疗的一种探索性方法,可排出一定数量的沉积于呼吸道和肺泡中的粉尘及尘细胞,一定程度上缓解患者的临床症状,延长肺尘埃沉着病的进展,但由于存在术中及术后并发症,因而存在一定的治疗风险,远期疗效也有待于继续观察研究。肺尘埃沉着病患者应根据病情需要进行综合治疗,积极预防和治疗肺结核及其他并发症,以期减轻症状,延缓病情进展,延长患者寿命,提高患者生活质量。

(1)保健康复治疗:及时脱离接尘作业环境,定期复查、随访,积极预防呼吸道感染等并发症的发生;进行适当的体育锻炼,加强营养,提高机体抵抗力,进行呼吸肌功能锻炼;养成良好的生活习惯,饮食、起居规律,戒掉不良的生活习惯,如吸烟、酗酒等,提高家庭护理质量。

(2)对症治疗:镇咳,可选用适当的镇咳药治疗,但患者痰量较多时慎用,应采用先祛痰后镇咳的治疗原则;通畅呼吸道,解痉、平喘;清除积痰(侧卧叩背、吸痰,湿化呼吸道,应用祛痰药);氧疗,根据实际情况可采取间断或持续低流量吸氧以纠正缺氧状态,改善肺通气功能和缓解呼吸肌疲劳。

(3)并发症治疗:

1)积极控制呼吸系统感染:肺尘埃沉着病患者的机体抵抗力降低,尤其呼吸系统的清除自净能力下降,呼吸系统炎症,特别是肺内感染(包括肺结核)是肺尘埃沉着病患者最常见、最频发的并发症,而肺内感染又是促进肺尘埃沉着病进展的重要因素,因而尽快尽早控制肺内感染对于肺尘埃沉着病患者来说尤为重要。抗感染治疗时,应避免滥用抗生素,并密切关注长期使用抗生素后引发真菌感染的可能。

2)慢性肺源性心脏病的治疗:应用强心剂(如洋地黄)、利尿剂(如选用氢氯噻嗪)、血管扩张剂(如选用酚妥拉明、硝普钠)等措施对症处理。

3)呼吸衰竭的治疗:可采用氧疗、通畅呼吸道(解痉、平喘、祛痰等措施)、抗炎、纠正电解质紊乱和酸碱平衡失调等措施综合治疗。

2.患者安置原则

(1)肺尘埃沉着病一经确诊,不论期别,均应及时调离接尘作业。不能及时调离的,必须报告当地劳动、卫生行政主管部门,设法尽早调离。

(2)伤残程度轻者(六级、七级),可安排在非接尘作业岗位从事劳动强度不大的工作。

(3)伤残程度中等者(四级),可安排在非接尘作业岗位做些力所能及的工作,或在医务人员的指导下从事康复活动。

(4)伤残程度重者(二级、三级),不担负任何工作,在医务人员指导下从事康复活动。

问题14:应采取哪些措施预防硅沉着病的发生?

我国的综合防尘和降尘措施可以概括为"革、水、风、密、护、管、查、教"八字方针,对控制粉尘危害具有指导意义。具体来说:①革,即工艺改革和技术革新,这是消除粉尘危害的根本途径;②水,即湿式作业,可降低环境粉尘浓度;③风,加强通风及抽风措施;④密,将尘源密闭;⑤护,即个人防护;⑥管,经常性地维修和管理工作;⑦查,定期检查环境空气中粉尘浓度和接触者的定期体格检查;⑧教,加强宣传教育。

实际工作中,生产性粉尘控制应从以下几方面着手。

1. 法律措施是保障

中华人民共和国成立以来,我国政府陆续颁布了一系列的政策、法令和条例来防止粉尘危害。如 1956 年国务院颁布了《关于防止厂、矿企业中的矽尘危害的决定》;1987 年 2 月颁布了《中华人民共和国尘肺防治条例》和修订的《粉尘作业工人医疗预防措施实施办法》,使肺尘埃沉着病防治工作纳入了法制管理的轨道;2002 年 5 月 1 日开始实施《中华人民共和国职业病防治法》,并于 2011 年 12 月 31 日、2016 年 7 月 2 日及 2017 年 11 月 4 日 3 次对该防治法进一步修正,充分体现了对职业病预防为主的方针,为控制粉尘危害和防治肺尘埃沉着病的发生提供了明确的法律依据。

我国还从卫生标准上逐步制定和完善了生产场所粉尘的最高容许浓度的规定,明确地确立了防尘工作的基本目标。2007 年新修订的《工作场所有害因素职业接触限值 第 1 部分 化学有害因素》(GBZ 2.1－2007)列出了 47 种粉尘的 8 小时时间加权容许浓度。

2. 采取技术措施控制粉尘

各行各业需根据其粉尘的产生特点,通过技术措施控制粉尘浓度。防尘和降尘措施概括起来主要体现在:

(1)改革工艺过程:革新生产设备是消除粉尘危害的主要途径,如使用遥控操纵、计算机控制、隔室监控等措施避免工人接触粉尘。在可能的情况下,使用含石英低的原材料代替石英原料,寻找石棉的替代品等。

(2)湿式作业,通风除尘和抽风除尘:除尘和降尘的方法很多,既可使用除尘器,也可采用喷雾洒水、通风和负压吸尘等经济而简单实用的方法,降低作业场地的粉尘浓度。后者在露天开采和地下矿山应用较为普遍。对不能采取湿式作业的场所,可以使用密闭抽风除尘的方法。采用密闭尘源和局部抽风相结合,抽出的空气经过除尘处理后排入大气。

3. 个人防护措施

个人防护是对技术防尘措施的必要补救,在作业现场防尘、降尘措施难以使粉尘浓度降至国家卫生标准所要求的水平时,如井下开采的盲端,必须使用个人防护用品。工人防尘防护用品包括防尘口罩、防尘眼镜、防尘安全帽、防尘衣、防尘鞋等。

粉尘接触作业人员还应注意个人卫生,在作业点不吸烟,杜绝将粉尘污染的工作服带回家,经常进行体育锻炼,加强营养,增强个人体质。

4.卫生保健措施

落实卫生保健措施及开展健康监护,包括粉尘作业人员就业前和定期的医学检查。定期的医学检查能及时了解作业人员身体状况,保护其健康。根据《粉尘作业工人医疗预防措施实施办法》和《职业健康监护技术规范》等标准的规定,从事粉尘作业工人必须进行就业前和定期健康检查,脱离粉尘作业时还应做脱尘作业检查。

案例二 石棉沉着病

问题1:患者病史还需要补充哪些资料?

职业中毒的诊断依据:①详细可靠的职业史;②职业病危害接触史和现场危害调查与评价;③临床表现;④辅助检查结果;⑤排除其他。所以该患者的病史中还应补充详细可靠的职业接触史、现场调查的资料及实验室检查结果。

问题2:请初步判定患者有可能患何种疾病?

根据现有资料,该患者有可能患肺结核、肺癌、肺尘埃沉着病等疾病。

问题3:要确诊患者所患疾病为石棉沉着病,还需要排除哪些疾病?

要确诊患者所患疾病为石棉沉着病,还需要排除肺结核、肺癌等疾病。

问题4:石棉沉着病属于何种类型的肺尘埃沉着病?这类肺尘埃沉着病有什么特点?

硅酸盐粉尘引起的肺尘埃沉着病有以下共同特点:

(1)肺组织病理改变主要为弥漫性肺间质纤维化。组织切片可见含铁小体,如石棉小体、滑石小体、云母小体等,但其数量多少与肺组织纤维化程度不一定平行,仅可作为吸入硅酸盐尘指标。

(2)X线胸片表现以不规则小阴影为主。

(3)患者自觉症状和体征常较明显。肺功能损害出现较早,早期以气道阻塞和进行性肺活量降低为主要表现,晚期可出现"限制性综合征"及气体交换功能障碍。

(4)并发症以气管炎、肺部感染、胸膜炎为多见。肺结核合并率较硅沉着病低。

在各种硅酸盐肺中,以石棉沉着病最为常见,危害最严重。

问题 5：要确诊患者所患疾病为石棉沉着病，还需要做哪些检查？

要确诊患者所患疾病为石棉沉着病，还需要进行 X 线胸片检查以及患者作业场所职业卫生现场调查。

问题 6：实验室检查结果说明什么问题？

实验室检查结果可排除肺结核和肺癌。

问题 7：石棉沉着病有哪些主要临床症状及体征？

自觉症状出现较硅沉着病早，主要表现为咳嗽和呼吸困难。咳嗽一般为阵发性干咳或伴小量黏液性痰，但难以咳出。呼吸困难起初出现于体力活动时，随着病情发展逐渐趋于明显。晚期患者在静息时也可出现气急。有的患者可有一时性局限性胸痛。并发肺癌或恶性胸膜间皮瘤者，可出现持续性胸痛。

石棉沉着病特征性体征是双侧下肺区在吸气期间可闻及捻发音，随病情加重，捻发音可扩展至中、上肺区，其声音也由细小变粗糙。晚期患者可出现杵状指（趾）等体征；伴肺源性心脏病者，可有心肺功能不全症状和体征。

问题 8：石棉沉着病的发病机制是什么？

石棉沉着病的发病机制远较硅沉着病复杂，目前不甚明了，主要有纤维机械刺激学说和细胞毒性学说等。

纤维机械刺激学说认为，石棉纤维容易以截留方式沉积于呼吸细支气管。由于石棉具有纤维性、坚韧性和多丝结构等物理特性，不仅可机械损伤和穿透呼吸细支气管和肺泡壁，侵入肺间质引起纤维化病变，而且可穿透脏胸膜，进入胸腔引起胸膜病变，即胸膜斑、胸膜渗出以及间皮瘤。长纤维石棉致纤维化能力强。过去认为只有长的石棉纤维（大于 20 μm）才有致纤维化作用，现已证实纤维长度小于 5 μm 的石棉纤维不仅具有致弥漫性纤维化的潜能，而且具有更强的穿透力，易进入肺深部，甚至远及胸膜，引起严重的胸膜病变——胸膜斑、胸膜积液或间皮瘤。

细胞毒性学说认为，石棉纤维具有细胞毒性，温石棉细胞毒性强于闪石类。当温石棉纤维与细胞膜接触后，纤维表面的镁离子及其正电荷与巨噬细胞膜性结构相互作用，致膜上的糖蛋白，特别是唾液酸基团丧失活性，形成离子通道，使钠泵失调，细胞膜通透性增高和溶酶体酶释放，造成巨噬细胞崩解，引起肺组织纤维化。巨噬细胞崩解过程中产生的氧自由基等在细胞膜的脂质过氧化损伤中也起重要作用。

问题 9：还有哪些岗位可接触到石棉？

石棉矿的开采、选矿和运输，石棉加工厂的开包、轧棉、梳棉，石棉布、绳以及石棉瓦等石棉制品的制作，造船、建筑等行业的保温、耐火材料的制造、维修，旧建筑拆除以及其他石棉制品的检修等均可产生大量石棉粉尘，其中以石棉加工厂开包、轧棉、梳棉为甚。石棉矿体中的石棉多成束状,职业危害相对较小。

问题 10:不规则小阴影的病理基础是什么?

不规则小阴影的病理基础主要是肺间质纤维化。不规则小阴影不仅是石棉沉着病 X 线胸片的主要表现,也是石棉沉着病诊断的主要依据。石棉沉着病早期多在两侧肺下区近肋膈角出现密集度较低的不规则小阴影,随着病情进展,小阴影增多增粗,呈网状并向中、上肺区扩展。

问题 11:预防石棉沉着病的关键措施是什么?

预防石棉沉着病的关键在于从源头上消除石棉粉尘的危害。这就需要加强作业场所监测,严格控制对石棉的接触水平,尽可能保证生产和使用的安全。为此,应采取以下具体措施:政府相应部门严禁无防护措施的乡镇企业从事石棉生产,按国家规定改造小作坊式的石棉生产企业。劳动者不到无防护措施的乡镇石棉生产企业求职。劳动者在从事石棉生产过程中加强个体防护,正确使用和保管好个人防护用品;使用封闭式防护服,避免石棉粉尘污染内衣,并经常更换工作服;进入工作场所要佩戴口罩。接触石棉的工人应戒烟。接触石棉的工人应定期体检,以利于疾病的早期发现、早期治疗;已脱离石棉粉尘作业的工人也应继续定期体检。

案例三　煤工肺尘埃沉着病

问题 1:该患者要确诊为肺结核,还需要做哪些检查?

该患者要确诊为肺结核,还应进行结核菌素试验、痰涂片抗酸杆菌检查、结核杆菌荧光定量 PCR 检查等。

问题 2:要诊断为职业性损伤,该患者病史还缺少哪些资料?

职业中毒的诊断依据:①详细可靠的职业史;②职业病危害接触史和现场危害调查与评价;③临床表现;④辅助检查结果;⑤排除其他。所以该患者的病史中还应补充详细可靠的职业接触史、现场调查的资料及实验室检查结果。

问题 3:该患者在作业场所会接触到哪些职业性有害因素?

该患者在作业场所会接触到噪声、煤尘、硅尘等主要职业性有害因素。

问题 4:煤工肺尘埃沉着病属于何种肺尘埃沉着病?

煤工肺尘埃沉着病属于混合型肺尘埃沉着病。

问题 5:该患者要诊断为职业性损伤,还需要补充哪些资料?

现场调查的资料及 X 线胸片检查结果。

问题 6:煤工肺尘埃沉着病有哪些主要临床症状及体征? 病理改变有哪些?

1.临床症状及体征

患者早期一般无症状,当病变进展,尤其发展为大块纤维化或合并支气管或肺部感染时才会出现呼吸系统症状和体征。从事稍重劳动或爬坡时,气短加重。煤工肺尘埃沉着病患者由于广泛的肺纤维化,呼吸道狭窄,特别是由于肺气肿导致肺泡大量破坏,才会出现通气功能、弥散功能和气体交换功能都有减退或障碍。

2.病理改变

煤工肺尘埃沉着病的病理改变随吸入的硅尘与煤尘的比例不同而有所差异,除了凿岩工所患硅沉着病外,基本上属混合型,多兼有间质性弥漫纤维化和结节型两者特征。主要病理改变有:

(1)煤斑:又称"煤尘灶",是煤工肺尘埃沉着病最常见的原发性特征性病变,是病理诊断的基础指标。肉眼观察呈灶状,色黑,质软,直径 2～5 mm,圆或不规则形,境界不清,多在肺小叶间隔和胸膜交角处,呈网状或条索状分布。镜下所见:肉眼看到的煤斑在显微镜下是由很多的煤尘细胞灶和煤尘纤维灶组成。煤尘细胞灶是由数量不等的煤尘以及吞噬了煤尘的巨噬细胞,聚集于肺泡、肺泡壁、细小支气管和血管周围形成的,在二级呼吸性小支气管的管壁及其周围肺泡最为常见。根据细胞和纤维成分的多少,又分别称为"煤尘细胞灶"和"煤尘纤维灶",后者由前者进展而来。随着病灶的发生发展出现纤维化,早期以网状纤维为主,后期可有少量的胶原纤维交织其中,构成煤尘纤维灶。

(2)灶周肺气肿:是煤工肺尘埃沉着病理的又一特征。煤工肺尘埃沉着病常见的肺气肿有两种:一种是局限性肺气肿,为散在分布于煤斑旁的扩大气腔,与煤斑共存;另一种是小叶中心性肺气肿,在煤斑的中心或煤尘灶的周边,有扩张的气腔,居小叶中心,是由于煤尘和尘细胞在二级呼吸性细支气管周围堆积,使管壁平滑肌等结构受损而形成。如果病变进一步发展,向肺泡道、肺泡管及肺泡扩展,即波及全小叶形成全小叶肺气肿。

(3)煤硅结节:肉眼观察呈圆形或不规则形,大小为 2～5 mm 或稍大,色黑,质坚实,在肺切面上稍向表面凸起。镜下观察可见到两种类型:典型煤硅结节的中心部由漩涡样排列的胶原纤维构成,可发生透明样变,胶原纤维之间有明显煤尘沉着,周边则有大量煤尘细胞、成纤维细胞、网状纤维和少量的胶原纤维,向四周延伸呈放射状;非典型煤硅结节无胶原纤维核心,胶原纤维束排列不规则并较为松散,尘细胞分散于纤维束之间。吸入粉尘中含游离二氧化硅高者,也可见部分典型硅结节。

(4)弥漫性纤维化:在肺泡间隔、小叶间隔、小血管和细支气管周围及胸膜下,出现程度不同的间质细胞和纤维增生,并有煤尘和尘细胞沉着,间质增宽变厚,晚期形成粗细不等的条索和弥漫性纤维网架,肺间质纤维增生。

(5)大块纤维化:又称为"进行性块状纤维化",是煤工肺尘埃沉着病晚期的一种表现,但不是晚期煤工肺尘埃沉着病的必然结果。肺组织出现 2 cm×2 cm×1 cm 的一致性致密的黑色块状病变,多分布在两肺上部和后部,右肺多于左肺。病灶呈长梭形、不整形,少数似圆形,边界清楚,也就是通常 X 线诊断中的融合块状阴影。镜下观察,其组织结构有两种类型:一种为弥漫性纤维化,在大块纤维组织中和大块病灶周围有很多煤尘和煤尘细胞,而见不到结节改变;另一种为大块纤维化病灶中可见煤硅结节,但间质纤维化和煤尘仍为主要病变。煤工肺尘埃沉着病的大块纤维化与硅沉着病融合团块不同,在硅沉着病融合团块中结节较多,间质纤维化相对较少。有时在团块病灶中见到空洞形成,洞内积储墨汁样物质,周围可见明显代偿性肺气肿,在肺的边缘也可发生边缘性肺气肿。

另外,胸膜呈轻度至中等度增厚。在脏层胸膜下,特别是与小叶间隔相连处有数量不等的煤尘、煤斑、煤硅结节等。肺门和支气管旁淋巴结多肿大,色黑质硬,镜下可见煤尘、煤尘细胞灶和煤硅结节。

(6)含铁小体:在北京地区煤矿工人尸检肺组织中可见含铁小体,检出率为83.8%。光镜下含铁小体普鲁士蓝铁染色呈阳性,在肺内分布广泛,多游离存在。无肺尘埃沉着病者含铁小体检出率与平均数明显低于肺尘埃沉着病者,且随着尘性病变加重,含铁小体的数量有增加的趋势。含铁小体主要以铝、硅、钾、硫、钙、铁为主,其构成与肺尘埃沉着病肺组织的灰分元素一致,也称"煤小体"。在煤矿粉尘游离 SiO_2 含量相近的情况下,含铁小体越多,引起的病变越重。

问题7:煤工肺尘埃沉着病的诊断标准是什么?

煤工肺尘埃沉着病按《职业性尘肺病的诊断》(GBZ 70—2015)进行诊断和分期。

(1)肺尘埃沉着病一期。有下列表现之一者:①有总体密集度 1 级的小阴影,分布范围至少达到 2 个肺区;②接触石棉粉尘,有总体密集度 1 级的小阴影,分布范围只有 1 个肺区,同时出现胸膜斑;③接触石棉粉尘,小阴影总体密集度为 0,但至少有 2 个肺区小阴影密集度为 0/1,同时出现胸膜斑。

(2)肺尘埃沉着病二期。有下列表现之一者:①有总体密集度 2 级的小阴影,分布范围超过 4 个肺区;②有总体密集度 3 级的小阴影,分布范围达到 4 个肺区;③接触石棉粉尘,有总体密集度 1 级的小阴影,分布范围超过 4 个肺区,同时出现胸膜斑并已累及部分心缘或膈面;④接触石棉粉尘,有总体密集度 2 级的小阴影,分布范围达到 4 个肺区,同时出现胸膜斑并已累及部分心缘或膈面。

(3)肺尘埃沉着病三期。有下列表现之一者:①有大阴影出现,其长径不小于 20 mm,短径大于 10 mm;②有总体密集度 3 级的小阴影,分布范围超过 4 个肺区并有小阴影聚集;③有总体密集度 3 级的小阴影,分布范围超过 4 个肺区并有大阴影;④接触石棉粉尘,有总体密集度 3 级的小阴影,分布范围超过 4 个肺区,同时单个或两侧多个胸膜斑长度之和超过单侧胸壁长度的二分之一或累及心缘使其部分显示蓬乱。

问题 8:煤工肺尘埃沉着病最可靠的诊断依据是什么?

煤工肺尘埃沉着病最可靠的诊断依据是 X 线胸片。

问题 9:还有哪些岗位的工人可能会患煤工肺尘埃沉着病?

煤田勘探、煤矿建设和生产的各工种,煤炭加工、运输和使用过程中均接触煤矿粉尘。煤田地质勘探过程中的钻孔、坑探、物探、采样分析等岗位;地下开采过程中的凿岩、爆破、装载、出矸推车、喷浆砌碹、掘进、打眼、采煤、运输、支柱、井下通风等岗位;露天开采的钻孔、爆破、挖掘、采装、运输、排土等岗位;洗煤厂的煤炭装卸、破碎、筛选或跳汰、水洗、浮选、设备维护岗位可接触不同类型的煤矿粉尘。此外,煤球制造工、车站和码头煤炭装卸工可接触煤尘。

问题 10:团块状阴影的病理基础是什么?

硅沉着病和煤工肺尘埃沉着病患者胸片上可见到大阴影。胸片动态观察可看到大阴影多是由小阴影增大、聚集、融合而形成,也可由少量斑片、条索状阴影逐渐相连并融合呈条带状。周边肺气肿比较明显,形成边缘清楚、密度较浓、均匀一致的大阴影,多在两肺上、中区出现,左右对称。

问题 11:如何预防类似事件的发生?

我国的综合防尘和降尘措施可以概括为"革、水、风、密、护、管、查、教"八字方针,对控制粉尘危害具有指导意义。具体来说:①革,即工艺改革和技术革新,这是消除粉尘危害的根本途径;②水,即湿式作业,可降低环境粉尘浓度;③风,加强通风及抽风措施;④密,将尘源密闭;⑤护,即个人防护;⑥管,经常性地维修和管理工作;⑦查,定期检查环境空气中粉尘浓度和接触者的定期体格检查;⑧教,加强宣传教育。

实际工作中,生产性粉尘控制应从以下几方面着手。

1.法律措施是保障

中华人民共和国成立以来,我国政府陆续颁布了一系列的政策、法令和条例来防止粉尘危害。我国还从卫生标准上逐步制定和完善了生产场所粉尘的最高容许浓度的规定,明确地确立了防尘工作的基本目标。2007年新修订的《工作场所有害因素职业接触限值 第1部分 化学有害因素》(GBZ 2.1－2007)列出了47种粉尘的8小时时间加权容许浓度。

2.采取技术措施控制粉尘

各行各业需根据其粉尘的产生特点,通过技术措施控制粉尘浓度。防尘和降尘措施概括起来主要体现在:

(1)改革工艺过程:革新生产设备是消除粉尘危害的主要途径,如使用遥控操纵、计算机控制、隔室监控等措施避免工人接触粉尘。在可能的情况下,使用含石英低的原材料代替石英原料,寻找石棉的替代品等。

(2)湿式作业,通风除尘和抽风除尘:除尘和降尘的方法很多,既可使用除尘器,也可采用喷雾洒水、通风和负压吸尘等经济而简单实用的方法,降低作业场地的粉尘浓度。后者在露天开采和地下矿山应用较为普遍。对不能采取湿式作业的场所,可以使用密闭抽风除尘的方法。采用密闭尘源和局部抽风相结合,抽出的空气经过除尘处理后排入大气。

3.个人防护措施

个人防护是对技术防尘措施的必要补救,在作业现场防尘、降尘措施难以使粉尘浓度降至国家卫生标准所要求的水平时,如井下开采的盲端,必须使用个人防护用品。工人防尘防护用品包括防尘口罩、防尘眼镜、防尘安全帽、防尘衣、防尘鞋等。

粉尘接触作业人员还应注意个人卫生,在作业点不吸烟,杜绝将粉尘污染的工作服带回家,经常进行体育锻炼,加强营养,增强个人体质。

4.卫生保健措施

落实卫生保健措施及开展健康监护,包括粉尘作业人员就业前和定期的医学检查。定期的医学检查能及时了解作业人员身体状况,保护其健康。根据《粉尘作业工人医疗预防措施实施办法》和《职业健康监护技术规范》等标准的规定,从事粉尘作业工人必须进行就业前和定期健康检查,脱离粉尘作业时还应做脱尘作业检查。

第九节　高温作业及中暑

问题1:何为高温作业?

高温作业是指在生产劳动过程中,工作地点有高气温或有强烈的热辐射或伴有高气湿的异常气象条件,且平均湿球黑球温度(WBGT)指数大于等于25 ℃的作业。生产性热源是指在生产过程中能散发热量的生产设备、中间产品或产品等。一般将热源散热量大于 23 W/m³ 的车间称为"高温车间"。

问题 2:高温作业的类型主要有哪些? 以上 3 个岗位分别属于哪种类型?

(1)干热作业:气温高,热辐射强度大,相对湿度低。主要包括:冶金行业的炼钢、炼焦、炼铁、轧钢岗位;机械行业的铸造、锻造、热处理岗位;玻璃陶瓷、搪瓷、砖瓦等行业的炉窑车间;轮船和火力发电行业的锅炉间。

(2)湿热作业:高气温,高气湿,热辐射强度不大。主要包括:印染、缫丝、造纸行业的液体加热或蒸煮车间;机械行业的酸洗、电镀岗位。

(3)夏季露天作业:气温高,太阳热辐射强度大,可能存在二次热辐射(被加热的地面与物体)。主要包括农业劳动、建筑、搬运、筑路等行业。

问题 3:高温作业对机体的生理功能有哪些影响?

高温作业时,机体可出现一系列生理功能变化,主要表现为体温调节、水盐代谢、循环系统、消化系统、神经系统和泌尿系统等的适应性调节。

(1)体温调节:高温环境中,劳动者可因机体内、外环境的热负荷加重,使人体获热增加。当获热使机体中心血液温度增高时,在中枢神经(下丘脑)调节下可反射性地引起散热反应,即出现皮肤血管扩张,大量血液流向体表,使皮肤温度上升,汗腺分泌活动增强,机体通过对流、热辐射和汗液蒸发途径散热,同时产热也会稍降低,从而维持机体产热与散热的动态平衡,以保持体温在正常范围。机体在环境的受热和体内产热明显超过散热时,则会出现热蓄积,当机体不能加以调节代偿时,则表现出体温上升,过高的体温势必会造成脑及其他重要器官的损伤,从而出现中暑等热相关疾病。

(2)水盐代谢:出汗是处于高温环境的机体的重要散热途径。但大量出汗造成的水、盐大量丢失,可导致水和电解质紊乱,甚至引起热痉挛。

(3)循环系统:高温作业时,机体为增加散热,皮肤血管扩张,末梢循环血量增加;大量出汗使血液浓缩,血黏稠度加大,且有效循环血量减少;为适应劳动需求,工作肌群也需足量的血液灌注。这些血液供求矛盾均可引起心跳加快,每分心输出量加大,心肌负荷加重,久之,可造成心脏代偿性肥大。高温作业时,皮肤血管扩张,末梢阻力下降,血压降低,但热应激和体力劳动等引起的心血管活动增强又可使血压上升。高温作业时机体出现收缩压增高而舒张压相对稳定,脉压加大。脉压加大是高温作业工人生理适应表现。如果高温作业工人劳动时心率已增加到最高值,而机体蓄热仍在不断增加,机体已无法通过提高心排血量来维持血压,脉压减小,则可能导致热衰竭发生。

(4)消化系统:高温作业时,机体消化功能降低,主要表现为消化腺分泌功能减弱,消化酶活性降低,胃液酸度降低,胃肠道蠕动功能下降,吸收和排空速度减缓,唾液分泌明显减少,唾液的淀粉酶活性降低,并且血液重新分配造成的消化道血供不足,影响营养素吸收等。高温作业者大量饮水,不仅稀释胃酸,而且会加重消化道负担。受上述因素的共同影响,高温作业工人易出现消化不良、食欲缺乏、消化道疾患患病率上升等。

(5)神经系统:高温作业可使中枢神经系统的体温调节中枢兴奋性增高,其通过负诱导作用使中枢神经系统的运动区出现抑制,肌肉活动减弱而减少产热。此过程是机体的保护性反应,但其带来的肢体运动准确性、协调性和反应速度下降以及注意力难以集中,易引发工伤事故。

(6)泌尿系统:高温作业时,机体大量水分由汗腺排出,肾血流量和肾小球滤过率下降,加之抗利尿激素的分泌增加,经肾脏排出的尿液大量减少,尿液浓缩。高温作业时肾排水量可由平时 50%～70% 减少到 10%～15%,肾负荷加重,尿中可出现蛋白、红细胞管型,甚至可出现肾功能不全。

问题 4:张某为何种类型的中暑?

张某中暑的类型为热痉挛。

问题 5:这种类型的中暑的发病机制是什么?

热痉挛是由于人体大量出汗而造成钠、氯、钾等严重丢失,水和电解质平衡紊乱,引起神经肌肉产生自发性冲动,出现肌痉挛,多发生在干热型高温作业。其临床特点是肌肉痉挛伴收缩痛。肌痉挛好发于活动较多的四肢肌肉及腹肌,尤以腓肠肌为多见,常呈对称性,时而发作,时而缓解。患者意识清楚,体温多正常。

问题 6:王某为何种类型的中暑?

王某中暑的类型为热衰竭。

问题 7:这种疾病的病因主要有哪些?

热衰竭是一种较轻的热相关疾病,是机体对过度脱水及电解质丢失的一种反应。其发病也与心血管功能失代偿,导致脑部暂时血供减少等有关,多发生在高气温、强热辐射的生产环境。其主要临床表现包括大量出汗、面色苍白、肌肉痉挛、疲劳、无力、头晕、头痛、恶心、呕吐和晕厥等。患者体温正常或稍高,一般不出现循环衰竭。老年、体弱、高血压患者等在炎热环境中容易发生中暑虚脱。

问题8：李某为何种类型的中暑？

李某中暑的类型为热射病。

问题9：这种疾病的病因主要有哪些？

热射病是人体在高温环境下散热途径受阻、体内蓄热、体温调节机制紊乱所致的疾病，多发生在强干热型或湿热型高温作业。其临床特点是起病急，在高温环境中突然发病，体温在 10～15 分钟内迅速升高，可达 40 ℃以上。

热射病的症状多样，表现为体温急剧升高，早期大量出汗，继之皮肤红、热、无汗，脉搏急促有力，搏动性头痛，头晕，意识模糊，甚至意识丧失，抽搐等。如抢救不及时，患者可因循环、呼吸衰竭而死亡。即使及时抢救，其病死率仍可达 20%。

问题10：企业应采取哪些改进措施？

1.技术措施

（1）合理设计工艺过程：科学合理地设计工艺流程，改进生产设备和操作方法，提高生产的机械化、自动化水平，减少工人接触高温作业机会，是防暑降温的根本措施。

在工艺流程设计中合理地布置热源：应将热源尽可能地设置在车间外；利用热压为主的自然通风车间，热源尽可能地布置在天窗下面；采用穿堂风为主的自然通风车间，热源应尽量布置在夏季主导风向的下风侧；工人操作岗位的设置应便于采取降温措施。

（2）隔热：隔热是防暑降温的一项重要措施，是降低热辐射的有效方法。

（3）通风：在自然通风不能满足降温需求或生产上要求保持车间定温湿度的情况下，可使用机械通风，如风扇、喷雾风扇、空气淋浴等。

2.保健措施

（1）供应含盐饮料和补充营养。

（2）个人防护：高温作业的工作服应用耐热、导热系数小而透气性好的织物制成，工作服宜宽大而不影响操作。在热辐射强的环境工作，应穿白帆布或铝箔制的工作服。按不同作业要求，可佩戴工作帽、防护眼镜、手套、面罩、鞋盖、护腿等个人防护用品。夏季露天作业应尽量选择轻便、色浅且松紧适宜的服装，戴宽檐帽以预防日光灼伤皮肤，也可在工作前 30 分钟涂抹防晒霜。

（3）预防保健：应加强对高温作业工人上岗前和入暑前的健康检查，凡有心血管系统器质性疾病、持久性高血压，中枢神经系统器质性疾病，明显呼吸系统、消化系统或内分泌系统以及肝、肾疾病者均不宜从事高温作业。在高温季节，做好现场巡回医疗保健工作，大力开展防暑降温健康宣教活动。

3.组织措施

(1)认真贯彻执行国家有关防暑降温法规和劳动卫生标准。

(2)制定合理的劳动休息制度。根据当地气候特点，适当调整夏季高温作业劳动和休息制度。

问题 11：对中暑患者应采取哪些处理措施？

(1)中暑先兆与轻度中暑：患者应立即脱离高温作业环境，到阴凉通风的地方休息。密切观察患者病情，给予含食盐饮料及对症处理。可选服人丹、十滴水、解暑片、藿香正气片等。有循环衰竭倾向的，给予葡萄糖生理盐水静滴。

(2)重症中暑：救治重症中暑患者，首先是就近采取措施给患者降温，同时向医疗机构电话求助。院前急救措施包括将中暑患者转移至阴凉处，用任何能够采取的措施给患者降温，如让其躺在装有冷水的浴缸中，或用冷水对其进行喷淋，如果环境湿度较低，也可用湿布包裹其身体后对其用力扇风；在持续采取降温措施的同时，监测患者体温，直至其体温降至 38.5～39 ℃；不要给患者大量饮水；尽可能争取专业医疗人员救助；对于抽搐者要确保不因抽搐造成其他伤害，不要在其嘴中放置任何物品，也不要喂水；如果患者呕吐，一定要让其侧卧以维持气道通畅。

重症中暑的医疗救治原则为迅速降低过高的体温，纠正水、电解质平衡紊乱及酸碱平衡失调，积极防治休克和脑水肿。

①物理降温：可用冷水浴或在头部、腋下及腹股沟等大血管区覆盖湿毛巾，再放置冰袋或用酒精擦身，并用电扇吹风等。物理降温宜与药物降温同时进行，否则易引起皮肤血管收缩和肌肉震颤，反而影响机体散热。

②药物降温：首选氯丙嗪，其药理作用主要为影响体温调节中枢，使产热减少；扩张周围血管，加速散热；松弛肌肉，减少肌震颤；增强机体耐受缺氧的能力等。药物降温的同时应配合使用物理降温。

使用方法：氯丙嗪 25～50 mg 溶于 500 mL 生理盐水中静滴，视病情于 1～2 小时内滴注完毕。病情危重者，可用氯丙嗪 25 mg 和异丙嗪 25 mg 溶于 100～200 mL 生理盐水中静滴，10～20 分钟滴注完毕。如 2 小时体温没有下降，可按上述方法重复给药一次。在降温过程中，应加强护理，密切观察体温、血压和心脏等情况，如发现血压下降或肛温降至 38 ℃左右，应停止给药。

③纠正水电解质平衡紊乱：水和盐的补入量视病情而定。补液量 24 小时

内控制在 1000～2000 mL,一般不超过 3000 mL。补液不宜过快,以免引发肺水肿和心功能不全。

④其他:适量补充维生素 C 和维生素 B_1,积极防治休克、脑水肿等。

第十节 噪声及其危害

问题 1:除噪声外,重汽加工行业还存在哪些主要的职业性有害因素?

机械制造业的主要生产工艺包括:铸造工艺、锻压工艺、热处理工艺、机械加工工艺(钻、铣、镗、车、刨、磨等)、金属表面处理工艺、焊接与气割工艺、涂装工艺和组装。

铸造工艺主要职业病危害因素包括粉尘、化学毒物、噪声、振动、高温与热辐射、高频电磁场和微波辐射等。模样制造、铸件的落砂与清理过程中产生型砂尘,浇注过程中产生金属烟尘。用树脂做胶黏剂制芯时可接触酚、甲醛和氨;煤炉作业产生一氧化碳、二氧化碳、二氧化硫和氮氧化物等。在震实、压实等机械设备运行中产生噪声、振动。砂型和砂芯烘干设备、合金熔炼设备、浇筑过程中产生高温与热辐射。采用高频感应炉或微波炉加热时产生高频电磁场和微波辐射。

锻压工艺主要职业病危害因素包括生产性粉尘、化学毒物、噪声和振动、高温与热辐射。锻造炉、锻锤工序中加料、出炉、锻造过程可产生金属粉尘、煤尘和炉渣尘等。燃烧锻炉可产生一氧化碳、二氧化硫、二氧化碳、氮氧化物等有害气体;镁件时可产生氧化镁烟。冲床、剪床可产生高强度噪声,一般为脉冲式噪声。加热炉产生高温与强辐射热。

热处理工艺主要职业病危害因素包括化学毒物、噪声、高温与热辐射、高频电磁场。在渗碳、渗氮等过程中产生化学毒物,如氮化过程产生氨气、氢化物、一氧化碳、氮氧化物。在机械设备运行时产生噪声。各种加热炉和被加热的工件会产生高温与热辐射。高频电炉运行时产生高频电磁场。

金属表面处理工艺主要职业病危害因素是化学毒物。工艺过程中通常产生酸雾、碱(硫酸、盐酸、磷酸、氢氧化钠、二氧化氮、铬酸盐),有些工艺会使用氰化物、镍化合物、镉及其化合物、氧化锌、氯化物、苯、二甲苯、乙二醇等化学物质。

机械加工工艺主要职业病危害因素包括粉尘、噪声。机械加工的粗磨和精磨过程中会产生粉尘,如使用人造磨石产生三氧化二铝粉尘,使用天然磨石则产生硅尘。机床运转时会产生噪声。

焊接、气割工艺会产生紫外线、电焊烟尘、锰及其化合物、臭氧、氮氧化物、一氧化碳以及高温等职业病危害因素。

涂装工艺主要职业病危害因素是化学毒物。根据使用油漆的类型、成分不同产生不同的化学毒物,如甲苯、二甲苯、醋酸乙酯、醋酸丁酯、甲基乙基酮、甲基异丁基酮等。

问题 2:生产性噪声对机体有哪些危害?

噪声对人体的危害是全身性的。噪声不仅可致听觉系统损伤,也可对心血管系统、神经系统以及全身其他组织器官产生不良影响。噪声所致的损害早期多属生理性变化,而长期接触较强噪声则可引起机体组织器官发生病理性改变。

1. 听觉系统损害

短时间暴露于强烈噪声,听觉器官的敏感性下降,听阈可上升 10～15 dB,脱离噪声环境后数分钟内即可恢复正常,这种现象称为"听觉适应"。听觉适应是一种生理保护现象。较长时间暴露于强噪声,听力可出现明显下降,听阈上升超过 15～30 dB,脱离噪声环境后,需数小时甚至数十小时听力才能恢复,此现象称为"听觉疲劳"。上述听阈提高属生理性疲劳,也称为"暂时性听阈位移"。随着接触噪声时间的延长,会出现在前一次接触噪声引起的听力改变尚未完全恢复前便再次接触噪声,听觉疲劳则逐渐加重,听力改变不能恢复而成为永久性听阈位移(PTS)。PTS 属不可逆的病理性改变。根据听力受损程度,PTS 可分为听力损失和噪声聋。噪声聋是指在工作过程中,由于长期接触噪声而发生的一种进行性的感音性听觉损伤,属于我国法定职业病。

2. 听觉外系统不良影响

噪声引起的非听觉器官不良影响包括头痛、头晕、心悸、睡眠障碍和全身乏力等症状,以及记忆力减退和情绪不稳等;心率加快或减慢,血压不稳(长期接触噪声以血压升高为多见)以及心电图 ST 段或 T 波缺血性改变等心血管系统的影响;胃肠功能紊乱;食欲缺乏,胃紧张度降低,胃蠕动减慢,胃液分泌减少等消化系统的影响;肾上腺皮质功能改变,免疫功能降低,脂质代谢紊乱以及女性生殖功能紊乱等。

噪声还可影响工作效率。当环境噪声达 65 dB 以上,可干扰普通谈话;达 90 dB 时大声叫喊也不易听见。在噪声环境下工作,人的注意力不易集中,反应迟钝,且易烦躁,对工作效率,尤其是脑力劳动工作效率影响较大。在某些作业场所,噪声还可掩盖各种信号,易引发工伤事故。

问题 3：噪声聋是否一定与职业性有害因素有关？

噪声聋不一定与职业性有害因素有关，噪声聋可分为职业性噪声聋和非职业性噪声聋。

问题 4：职业性噪声聋的诊断标准是什么？

我国《职业性噪声聋诊断标准》(GBZ 49－2014)适用于长期接触职业噪声所致劳动者听力下降的诊断及处理，不适用于生产过程中因压力容器、反应釜等爆炸导致的爆震聋的诊断及处理。该标准规定：根据明确的职业噪声接触史，有自觉的听力损失或耳鸣的症状，纯音测听为感音性聋，结合历年职业健康检查资料和现场卫生学调查，并排除其他原因所致听觉损害，方可诊断。双耳高频(3000 Hz、4000 Hz、6000 Hz)平均听阈大于等于 40 dB(HL)可诊断为观察对象。连续噪声作业工龄 3 年以上，纯音测听为感音神经性聋，听力损失呈高频下降型，根据较好耳语频(500 Hz、1000 Hz、2000 Hz)平均听阈作出诊断分级；26～40 dB(HL)为轻度噪声聋，41～55 dB(HL)为中度噪声聋，超过 55 dB(HL)为重度噪声聋。平均听阈计算如下：

$$单耳平均听阈＝(HL_{500\,Hz}＋HL_{1000\,Hz}＋HL_{2000\,Hz})/3$$

双耳平均听阈＝[较好耳平均听阈(dB)×4＋较差耳平均听阈(dB)×1]/5

问题 5：根据上述资料能否对该患者作出诊断？还应补充哪些内容？

根据上述资料还不能对该患者作出诊断，还应对患者作业场所的噪声强度进行测量，以及有无佩戴防噪声耳塞等职业卫生现场调查资料。

问题 6：患者工作场所噪声是否超过职业接触限值？

《工作场所有害因素职业接触限值 第 2 部分 物理因素》(GBZ 2.2.2007)规定：每周工作 5 天，每天工作 8 小时，稳态噪声限值为 85 dB(A)，非稳态噪声等效声级的限值为 85 dB(A)；如每周工作 5 天，每天工作时间不是 8 小时，需计算8 小时等效声级；如每周工作日不是 5 天，需计算 40 小时等效声级，其接触限值均为 85 dB(A)。在脉冲噪声作业场所，如工作日接触脉冲噪声次数分别为 0～100、101～1000、1001～10000，则其声压级峰值限值分别为 140 dB(A)、130 dB(A)、120 dB(A)。

按照这一标准，患者工作场所噪声超过了职业接触限值。

问题 7：除职业性噪声聋外，噪声还可能造成哪些听力损伤？

除职业性噪声聋外，噪声还可能造成听觉适应、听觉疲劳、听力损失等听力损伤。

问题 8：该重汽加工厂应采取哪些措施控制噪声危害？

控制噪声危害措施包括控制噪声源、控制噪声传播、加强个体防护和落实预防保健措施。

1. 控制噪声源

通过技术手段改革工艺过程和生产设备,控制和消除噪声源是控制噪声危害的根本措施。如采用无声的液压代替噪声高的锻压,加强设备维护检修,减少其运行中部件的撞击和摩擦,降低振动等。

2. 控制噪声传播

(1)隔声:用一定的材料和装置将噪声源封闭或将工人经常操作地点(如球磨机操作控制台)封闭成一个较小的隔声空间,如隔声罩、隔声墙、隔声门窗等。隔声效果与隔声结构的严密性及其是否发生共振等有关。

(2)消声:此方法是控制流体动力性噪声的主要措施。如在风道、排气管口等部位安排各种消声器,以降低噪声。

(3)吸声:是用吸声的多孔材料装饰车间内表面,或在工作场所内悬挂吸声体,吸收辐射和反射的声能,以降低工作环境噪声强度。

3. 加强个体防护

当生产环境噪声暂时得不到有效控制或需要在特殊高噪声环境工作时,合理使用防噪声耳塞、耳罩等个人防护用品是保护听觉器官的一项有效措施。用橡胶或软塑料等材料制成的耳塞,隔声效果可达 20～30 dB,尤其对高频噪声效果显著。耳罩的隔声效果优于耳塞,隔声可达 30～40 dB,但其佩戴没有耳塞方便,且成本较高。

4. 预防保健措施

预防保健的重点是加强对接触噪声工人的健康监护,在上岗前体格检查中被检出患有听觉器官疾患,中枢神经系统、心血管系统器质性疾患或自主神经功能失调者,不宜从事强噪声作业。在岗期间定期进行以听力检查为重点的健康检查,可及时发现高频听力损失者。对听力下降很显著者,尤其是对噪声敏感者,应及时调离强噪声作业。

制订合理的作息时间,如在工作日内穿插一定的休息时间。对生产环境噪声强度超过卫生标准的,应视具体强度的大小,限制工作时间。

问题 9:对听力损伤者应采取哪些处理措施?

噪声所致的噪声聋属法定职业病,目前尚无有效治疗方法。观察对象不需调离噪声工作场所,但同时患有耳鸣者例外。轻度、中度及重度噪声聋患者均应调离噪声作业场所;需进行劳动能力鉴定者,按 GB/T 16180 处理。重度噪声聋患者应佩戴助听器。对噪声敏感者[即上岗前体检听力正常,在噪声环境下作业 1 年,高频段 3000 Hz、4000 Hz、6000 Hz 任一频率,任一耳达 65 dB(HL)]应调离噪声工作场所。对急性听力损伤,应及时给以促进内耳血液循环和改善营养及代谢状况的药物;有鼓膜、中耳、内耳外伤的应防止感染并及时给予对症治疗。

第十一节 振动及其危害

问题 1：患者的症状主要是由什么系统受损引起的？

该患者的症状主要是由神经末梢系统受损所引起的。

问题 2：上述资料中，你认为患者的病史还应补充什么内容？

职业中毒的诊断依据：①详细可靠的职业史；②职业病危害接触史和现场危害调查与评价；③临床表现；④辅助检查结果；⑤排除其他。所以该患者的病史中还应补充详细可靠的职业接触史、现场调查的资料及实验室检查结果。

问题 3：手臂振动病的病因是什么？

手臂振动病的发病机制目前尚不明确。已有的研究认为可能与以下因素有关：①手部长期接触振动和握持振动工具，使局部组织压力增加，血管内皮细胞受损，致使内皮细胞产生的收缩因子释放增加，引起局部血管收缩。内皮细胞损伤引起血管内膜增厚，管腔狭窄甚至阻塞。同时，因内皮细胞产生的松弛因子释放减少，血管舒张反应性降低，抗血小板凝集功能降低而致局部血管阻塞过程加剧。②振动刺激可通过躯体感觉交感神经反射使手指血管运动神经元兴奋性增强，使血管平滑肌细胞对去甲肾上腺素的反应增强。振动损伤了存在于血管平滑肌中的肾上腺素能受体，导致血管舒张功能减退。③动静脉吻合中的β-肾上腺素能血管舒张机制也可受损，进而使血管对寒冷的扩张反应降低。振动性白指患者血清中具有血管收缩作用的内皮素明显增高。

寒冷刺激可引起手指血管平滑肌收缩，导致局部血管痉挛，组织缺血缺氧，诱发白指发生。此外，尚有免疫学说、中枢和自主神经功能紊乱学说等，但都难以解释白指发作的一过性特点。

问题 4：该患者要确诊为手臂振动病还需要做哪些检查？

神经肌电图检查以及患者作业场所振动强度的测量等。

问题 5：上述资料说明什么问题？

上述资料说明患者具有手臂振动病的典型表现，即职业性雷诺现象。

问题 6：患者工作岗位接触的振动是否超过了职业卫生接触限值？

按《工作场所有害因素职业接触限值 第 2 部分 物理因素》(GBZ 2.2—2007)要求，手传振动 4 小时等能量频率计权振动加速度限值为 5 m/s²。在日接振时间不足或超过 4 小时时，将其换算为相当于接振 4 小时的频率计权振动加速度值。

按照上述标准,患者工作岗位接触的振动超过了职业卫生接触限值。

问题7:根据上述资料是否可以将患者确诊为手臂振动病?

根据我国《职业性手臂振动病诊断标准》(GBZ 7—2014),依据长期从事手传振动作业的职业史和主要临床表现,结合末梢循环功能和周围神经功能检查进行综合分析,排除其他疾病,可作出诊断。

(1)观察对象:有长期从事手传振动作业职业史,具有手部疼痛、麻木发冷、僵硬、发胀、无力、多汗、关节疼痛等局部症状,并具有下列情况之一者:①手部冷水浸泡后复温时间延长或复温率降低;②手部振动觉和手指痛觉减退。

(2)轻度手臂振动病:除上述症状外,还出现下列症状之一者:①白指发作累及手指的指尖部位,未超出远端指节的范围,遇冷时偶然发作;②手部痛觉、振动觉明显减退或手指关节肿胀、变形,经神经肌电图检查出现神经传导速度减慢或远端潜伏时延长。

(3)中度手臂振动病:具有下列表现之一者:①白指发作累及手指的远端指节和中间指节(偶见近端指节),常在冬季发作;②手部肌肉轻度萎缩,神经肌电图检查出现神经源性损害。

(4)重度手臂振动病:具有下列表现之一者:①白指发作累及3个及3个以上手指的所有指节,甚至累及全手,经常发作,严重者可出现指端坏疽;②手部肌肉明显萎缩或出现"鹰爪样"手部畸形,严重影响手部功能。

按照这一诊断标准,根据上述资料还不能排除原发性雷诺病等疾病,因此目前该患者尚不能确诊为手臂振动病。

问题8:对确诊的振动病患者应采取哪些处理?

手臂振动病目前尚无特效疗法,可采用扩张血管及营养神经的药物、具活血通络作用的中药、物理疗法、运动治疗等综合治疗。确诊为手臂振动病者,应调离手传振动作业。

问题9:还有哪些岗位容易发生振动病?

生产性振动按其作用于人体的部位和传导方式,分为局部振动和全身性振动。

局部振动又称"手传振动",是指手部接触振动源,振动通过手臂传导至全身。常见的接触机会有:①使用风动工具(如凿岩机、风铲、铆钉机、气锤、捣固机)作业;②使用电动工具(如电锯、电钻、电刨、砂轮机等)及油锯、抛光机等其他高速转动工具作业。

全身振动是指人体足部或臀部接触工作地点或坐椅的振动,振动通过下肢或躯干传导到全身。如汽车、拖拉机、收割机、火车、船舶等交通工具的驾驶以及钻井平台、混凝土搅拌台、振动筛操作台等操作。

某些作业,如驾驶手扶拖拉机等可同时接触局部振动和全身振动。

问题10:应采取哪些措施以预防此类事件的发生?

控制振动危害的措施主要包括消除和减轻振动的技术措施、个体防护措施、预防保健及组织措施等。

1. 消除或减轻振动源的振动

通过工艺改革消除或减轻振动源的振动是控制振动危害的根本措施。如用水爆清砂代替风铲清砂,用液压、焊接工艺代替锻压、铆接工艺等。

2. 加强个体防护

佩戴双层衬垫无指手套或泡沫塑料衬垫无指手套以减轻振动并加强保暖。在工作间隙用 40～60 ℃热水浸手,有助于振动性白指的预防。

3. 预防保健及组织措施

(1)加强上岗前和在岗期间健康检查:其目的是发现职业禁忌证和早期发现健康损害。

(2)加强保暖:对接触振动工人加强保暖措施,车间气温应不低于 16 ℃。

(3)限制接触振动强度和时间:按《工作场所有害因素职业接触限值 第 2 部分 物理因素》(GBZ 2.2－2007)要求,手传振动 4 小时等能量频率计权振动加速度限值为 5 m/s^2。在日接振时间不足或超过 4 小时时,将其换算为相当于接振 4 小时的频率计权振动加速度值。

问题11:该患者还可能发生哪些其他的职业性损伤?

该患者还可能患听力损伤、肺尘埃沉着病等职业性损伤。

第十二节　职业性致癌因素与职业肿瘤

案例一　职业性膀胱癌的诊断

问题 1:膀胱癌的病因主要有哪些?

膀胱癌是泌尿系统最常见的恶性肿瘤,发病率居泌尿系统恶性肿瘤的首位。其发病原因还不清楚。较为明确的两大致病危险因素是吸烟和职业接触芳香胺类化学物质。吸烟是目前最为肯定的膀胱癌致病危险因素,30%～50%的膀胱癌由吸烟引起,吸烟可使膀胱癌危险率增加 2～6 倍,随着吸烟时间的延长,膀胱癌的发病率也明显增高。另一重要的致病危险因素是与一系列职业或职业接触有关。现已证实苯胺、二氨基联苯、2-萘胺、1-萘胺都是膀胱癌的致癌物,长期接触这类化学物质者患膀胱癌的概率增加,职业因素所致的膀胱癌患者约占膀胱癌患者总数的25%。另外,某些疾病如膀胱白斑、腺性膀胱炎、尿道结石、尿潴留等也可能会诱发膀胱癌。

问题2:为进一步明确病因,尚需补充哪些资料?

职业中毒的诊断依据:①详细可靠的职业史;②职业病危害接触史和现场危害调查与评价;③临床表现;④辅助检查结果;⑤排除其他。所以该患者的病史中还应补充详细可靠的职业接触史、现场调查的资料及实验室检查结果。

问题3:上述资料说明什么问题?

上述资料中的所有肿瘤的发生均与职业性因素密切相关。

问题4:什么是职业性致癌因素? 与一般致癌因素相比,职业性致癌因素有哪些独有的特点?

在一定条件下能使正常细胞转化为肿瘤细胞,且能发展为可检出肿瘤的与职业有关的致病因素,称为"职业性致癌因素"。

(1)致癌潜隐期:不同的致癌因素引起的职业性肿瘤有不同的潜隐期,大多数职业性肿瘤的潜隐期为12～25年。尽管如此,由于职业性因素接触强度一般都较高,所以职业性肿瘤的发病年龄比非职业性同类肿瘤提前。

(2)致癌阈值:大多数毒物的毒性作用存在阈值或阈剂量,即超过这个剂量时才可引起健康损害。阈剂量是制订安全接触剂量的主要依据。但是对于职业性致癌因素来说,是否存在阈值尚有争论。目前,多数学者逐渐趋向为有阈值。

(3)剂量反应关系:虽然致癌物阈值问题有争论,但大量动物实验和流行病学调查研究证明多数致癌物都明显存在剂量反应关系,即暴露于同一致癌物总剂量(累加上通过非职业途径接触剂量)较大的人群比接触剂量小的人群肿瘤发病率和死亡率都高。

(4)致癌部位:职业性肿瘤有比较固定的好发部位或范围,多在致癌因素作用最强烈、最经常接触的部位发生。由于皮肤和肺是职业致癌物进入机体的主要途径和直接作用的器官,故职业性肿瘤多见于呼吸系统和皮肤,并可能累及同一系统的邻近器官。

(5)致癌病理类型:职业性致癌因素种类不同,各自导致的职业性肿瘤具有不同的特定病理类型。接触的职业性致癌因素强度不同,亦可导致不同的特定病理类型。一般认为,接触强致癌物以及高浓度接触致癌物引发的肿瘤多为未分化小细胞癌,反之则多为腺癌。但是上述病理学特点不是绝对的。

（6）致癌条件：职业性肿瘤的特征之一是病因明确，都有明确的致癌因素接触史，但人体接触职业性致癌因素后不一定都发生职业性肿瘤。职业性肿瘤要在一定条件下才能发生，主要与职业性致癌因素的理化特性、强度、作用方式等有关。

问题 5：常见的职业性肿瘤有哪些？

我国 2013 年修订颁布的《职业病分类和目录》中规定的职业性肿瘤包括：石棉所致肺癌、间皮瘤；联苯胺所致膀胱癌；苯所致白血病；氯甲醚、双氯甲醚所致肺癌；砷及其化合物所致肺癌、皮肤癌；氯乙烯所致肝血管肉瘤；焦炉逸散物所致肺癌；六价铬化合物所致肺癌；毛沸石所致肺癌、胸膜间皮瘤；煤焦油、煤焦油沥青、石油沥青所致皮肤癌；β-萘胺所致膀胱癌等。另外还包括职业性放射性疾病中的放射性肿瘤（含矿工高氡暴露所致肺癌）。

问题 6：职业性致癌因素的识别和判定方法有哪些？

预防职业性肿瘤，首先要识别、鉴定职业性致癌因素。识别和判定职业因素的致癌作用主要通过临床观察、实验研究和流行病学调查三种途径。

（1）临床观察：通过肿瘤的临床诊断和认真观察，分析探索肿瘤发生的环境因素，这是识别和判定职业性致癌因素的重要方法。许多职业性肿瘤的发现都是来自临床观察和病例分析。

（2）实验研究：包括动物实验和体外实验两种。将实验对象随机分为试验组和对照组，两组唯一的区别是：前者施加可疑的致癌因素，后者则未施加任何干预措施。通过比较两组之间肿瘤的发病率或癌变率，来判断该因素是否具有致癌性。

（3）流行病学调查：流行病学调查的研究对象是人群，对于识别和判定某种因素对人类的致癌性可提供最强有力的证据。职业肿瘤流行病学是研究职业性肿瘤流行规律的学科，探索职业性肿瘤的人群分布及其与致癌因素间的关系，从群体角度寻找肿瘤发生的原因和规律。

问题 7：还有哪些生产性毒物可导致职业性肿瘤？

国际劳工组织 2010 版《国际职业病名单》中规定的可引起职业性肿瘤的因素包括：石棉；联苯胺及其盐类；二氯甲醚；六价铬化合物；煤焦油、煤焦油沥青或烟；β-萘胺；氯乙烯；苯；苯或苯同系物的硝基和氨基衍生物；电离辐射；焦油、沥青、矿物油、蒽或这些物质的化合物、产品或残留物；焦炉逸散物；镍的化合物；木尘；砷及其化合物；铍及其化合物；镉及其化合物；毛沸石；乙烯氧化物；乙肝和丙肝病毒；上述条目中没有提到的可导致任何癌的其他因素，条件是有科学证据证明或根据国家条件和实践以适当方法确定工作活动中这些有害因素的接触和工人罹患的癌之间存在直接的联系。

问题8：根据现有资料，能否确定该患者所患膀胱癌为职业性肿瘤？应如何与非职业性肿瘤鉴别开来？

根据现有资料，尚不能判断该患者所患膀胱癌为职业性肿瘤。

与非职业性肿瘤相比，职业性肿瘤除具备一定的职业接触史外，发病年龄及潜隐期均显著提前，这可以作为区分职业性与非职业性肿瘤的重要依据。

问题9：职业性膀胱癌的诊断标准是什么？

职业性膀胱癌诊断细则：①原发性膀胱癌诊断明确；②有明确的联苯胺职业暴露史，生产或使用联苯胺累计暴露年限1年以上（含1年）；③潜隐期10年以上（含10年）。

问题10：为什么职业性肿瘤的潜伏期比非职业性肿瘤的潜伏期短？

职业性因素接触强度一般都较高，所以职业性肿瘤的发病年龄比非职业性同类肿瘤提前，潜伏期比非职业性肿瘤的潜伏期短。

问题11：应采取哪些措施以预防职业性肿瘤的发生？

1. 加强对职业性致癌因素的控制和管理

（1）发现病因：对化学物质，尤其是新的化学物质，应加强登记管理制度，建立筛检化学物致癌性的体系和灵敏的方法，在化学物进入生产或流通领域前对其安全性进行准确的预测。对于已经使用的化学物质，通过人群流行病学调查研究，积累资料，提供线索，获得有效的证据。

（2）控制病因：对已明确的致癌物质应尽可能予以消除、取代。对不能立即消除，也无法取代者应从工艺改革着手，提高机械化、密闭化、管道化程度，杜绝跑、冒、滴、漏，防止污染环境，并辅以个人防护，减少接触。对致癌物采取严格管理措施，必须建立致癌物的管理登记制度。病因控制还应重视对职业性致癌因素最主要的协同致癌因子即吸烟的控制，从事新作业者进入企业前就应大力倡导戒烟。

（3）定期监测：对环境中致癌物浓度进行经常性定期监测，使其浓度或强度控制在国家规定的阈限以下，并尽最大可能使之降低到最低量；防止致癌物污染厂外环境；降低和规定产品中致癌杂质含量；对于确定的职业性致癌因素，要进行风险评估，推测其对社会与人群的危害程度，以作利弊权衡，制订对策。

2. 建立健全健康监护制度

通过作业环境评价和医学监护（健康检查），分析和评价有害因素对接触者健康的影响及其程度，掌握作业者的健康状况和发现健康损害征象。定期进行职业健康检查，皮肤、肺和膀胱是重点和详细检查的部位。监护对象的选择，即癌症高危人群的确定，是监护成功的重要环节，除了职业暴露的条件外，年龄、性别、吸烟状况等也要考虑。

3.加强宣传教育,保持身心健康

加强职业健康教育,努力普及职业卫生知识,能够提高劳动者对职业病危害的认识,增强劳动者的自我保护意识和能力。

4.开展致癌风险评估,建立致癌危险性预测制度

结合实验室的证据和人群流行病学调查的资料,运用合理的数学模型,对职业性有害因素对人类的致癌危险性进行评估。对生产过程中使用和接触的职业有害因素进行准确的致癌风险评估和预测,对有效管理致癌因素、加强职业性肿瘤的预防具有重要作用。

5.职业肿瘤的化学预防

用化学物预防肿瘤发生,或诱导肿瘤细胞分化逆转、凋亡,从而达到预防恶性肿瘤的目的。

第十三节　职业性有害因素的识别

问题 1:什么是职业性有害因素识别?

职业性有害因素识别是根据人群证据和实验数据,通过科学方法辨别和认定职业活动中可能对职业人群健康、安全和作业能力造成不良影响的因素或条件。职业性有害因素的识别包括两方面含义,一方面是对职业活动中的各种因素或条件是否具有危害性的识别,发现、确定未知、新的职业性有害因素;另一方面是对职业活动中是否存在职业性有害因素的识别,辨别找出已知、确认的职业性有害因素。

问题 2:职业性有害因素识别的基本原理是什么?

识别和鉴定某一因素是否是职业性有害因素在于判定该因素是否在职业活动中对职业人群健康、安全和作业能力造成不良影响。职业性有害因素是因,健康损害是果。职业性有害因素引发、加重、加速职业危害的发生发展,两者之间存在因果联系,因而判定职业性有害因素的方法原理来自于流行病学研究的因果关系判断。

识别和筛选某一具体的职业环境中是否存在职业性有害因素并明晰其作用特点,其基本原理是利用事物内部或事物之间的规律性、相似性、相关性及系统性等基本特征,以系统观点为指导,利用事物运动和变化中的惯性,认识事物之间联系的必然性,发现事物性质、运动变化规律之间的相似性,明确事物发展

过程中各因素之间存在的依存关系和因果关系,采用系统分析方法进行职业性有害因素的识别。事物的规律性是经验筛选职业性有害因素的基本前提,事物的相似性是进行类比推理的依据,事物变化的依存关系是工程分析的理论基础。通常以由生产装置、物料、人员等集合组成的系统为识别对象,找出系统中各要素之间的空间结构、排列顺序、时间顺序、数量关系、环境因素、工艺参数、信息传递、操作工艺及组织形式等相关关系,借鉴历史、同类情况的数据典型案例等,推测评价职业危害状况,从而科学、准确、全面地将一个具体职业环境的各种职业性有害因素识别和筛选出来。

问题 3:职业性有害因素识别的方法主要有哪些?

1.未知职业性有害因素的识别和鉴定方法

判定某一因素是否为职业性有害因素的方法和依据有临床病例观察、实验研究和职业流行病学研究三个方面。

(1)临床病例观察:从职业人群的特定病例或一系列发病集丛中分析找出职业与疾病的联系,作为职业性有害因素识别和判定的起点和线索。最初接触和发现职业病的是临床医生,对职业相关疾病的细致观察和科学分析,是分析和探索职业性有害因素的传统方法。

(2)实验研究:从体内动物实验和体外测试(器官水平、细胞水平、分子水平)阳性结果中寻找线索,是识别和判定职业性有害因素的有效手段。但动物实验在模拟人接触职业性有害因素时,存在种属差异、剂量推导差异以及接触方式、环境差别等局限性,在利用其结果外推及人时应持谨慎态度。

(3)职业流行病学研究:以职业人群为研究对象,运用有关流行病学的理论和方法研究职业与健康的关系,探究职业性有害因素及其对健康影响在人群、时间及空间的分布,分析接触与职业性损害的联系,可提供识别和判定职业性有害因素最有力的证据。

2.已知职业性有害因素的识别和筛选方法

常用的定性方法有工程分析法、检查表法、经验法;定量方法有类比法、检验检测法等。在实际工作过程中,通常要根据实际情况综合运用。

(1)工程分析法:工程分析法是对生产工艺流程、生产设备布局、化学反应原理、所选原辅材料及其所含有毒杂质的名称、含量等进行分析,推测可能存在的职业危害因素的方法。在应用新技术新工艺的建设项目,找不到类比对象与类比资料时,通常利用工程分析法来识别职业危害因素。

(2)检查表法:检查表法是一种基础、简单、应用广泛的识别方法;针对工厂、车间、工段或装置、设备以及生产环境和劳动过程中产生的职业危害因素,事先将要检查的内容以提问方式编制成表,随后进行系统检查,识别可能存在职业性有害因素的方法。对于不同行业、不同工艺的项目,需要编制不同内容的检查表。

(3)经验法:经验法是依据识别人员实际工作经验和掌握的相关专业知识,借助自身职业卫生工作经验和判断能力对工作场所可能存在的职业性有害因素进行识别的方法。该方法主要适用于某些传统行业中采用成熟工艺的工作场所的识别。优点是简便易行。

(4)类比法:类比法是利用相同或相似作业条件工程的职业卫生调查结果,工作场所职业性有害因素检测、监测数据以及统计资料进行类推的识别方法。采用此法时,应重点关注识别对象与类比对象之间的相似性。主要考虑生产规模、生产工艺、生产设备、工程技术、安全卫生防护设施、环境特征的相似性。

(5)检验检测法:检验检测法是对工作场所可能存在的职业性有害因素进行现场采样,通过仪器设备进行测定分析的方法。该方法有利于职业性有害因素的定量识别。

此外,还可结合工作需要采用理论推算法、文献检索、专家论证等方法进行识别。

问题4:为什么需要采用多种方法相结合来识别职业性有害因素?

单一的方法识别职业性有害因素容易出现遗漏的情况。多种方法相结合,可更全面地识别职业性有害因素。

问题5:为什么列出项目的主要原辅材料并进行生产工艺流程分析?

职业病危害评价的前提是对职业性有害因素的识别。职业性有害因素的来源有三个:生产过程、劳动过程和工作环境。其中,生产过程是职业性有害因素最主要的来源。因此,在职业病危害评价时,都要列出主要原辅材料并进行生产工艺流程分析,目的是为了识别该项目存在的主要职业性有害因素。

问题6:该拟建项目主要存在哪些职业性有害因素?

该煤焦油深加工企业生产过程中存在的职业性有害因素主要有粉尘(煤尘、硅尘)、化学性毒物(苯、甲苯、萘、苯酚、煤焦油沥青挥发物、3,4-苯并芘、硫酸、氢氧化钠、一氧化碳、一氧化氮、二氧化氮、二氧化硫、硫化氢等)、噪声等。

问题7:毒物和粉尘识别的关键环节是什么?

毒物和粉尘是作业环境中最主要的职业性有害因素,分布行业广泛,大多数生产过程都伴随各种有毒有害物质和(或)粉尘的产生。

1. 毒物的识别

生产性毒物主要来源于生产过程中所涉及的各种原料、辅助原料、中间产品(中间体)成品、副产品、夹杂物或废弃物;有时也可来自加热分解产物及反应产物。因而,毒物的识别关键环节在于生产物料的确认和生产工艺过程的调查分析。

2. 粉尘的识别

生产性粉尘是在生产过程中形成的,且其理化特性不同,对人体的危害性质和程度也不同。因而,粉尘的识别关键环节是通过了解基本生产过程,分析存在或产生粉尘的主要环节,检测作业环境空气中粉尘浓度、分散度及二氧化硅含量等,准确地识别生产性粉尘。

问题 8:物理性有害因素识别的关键因素是什么?

作业场所中的物理性有害因素一般有明确的来源,通常与生产设备辅助装置、公用设施的运行有关,当设备、装置、设施处于工作状态时,其产生的物理因素可能造成健康危害,且危害程度取决于每一种物理因素所具有的特定物理参数,其中主要是物理因素的强度。但是,作业场所空间中物理因素的强度多以发生源为中心向四周播散,随距离的增加呈指数关系衰减。因而,物理性有害因素的识别关键环节是物理因素发生源的识别以及物理参数的分析。

1. 噪声的识别

噪声的识别主要包括对声源、噪声强度、噪声频率分布、噪声暴露时间特性等的识别。识别噪声特性,主要依赖于对噪声的检测以及对现场其他所有信息的综合分析。

2. 振动的识别

振动的识别主要是识别生产过程中接触振动的作业和振动源。接触局部振动常见的作业是使用风动工具铆接和钻孔、清砂、锻压、凿岩、割锯、捣固以及表面加工研磨抛光等;常见的全身振动作业是用汽车、火车、飞机、轮船、摩托车等运输工具从事交通运输工作。

3. 高温作业的识别

高温作业的识别的关键在对生产性热源以及作业场所微小气候的辨识和检测。

4. 非电离辐射与电离辐射的识别

非电离辐射中紫外线、可见光、红外线、射频辐射、激光都属于电磁辐射谱中的特定波段。因而,非电离辐射的识别关键环节在于详细了解生产设备运行时的电磁辐射状况,充分考虑作业工人的接触情况,通过对不同频率、不同波长电磁辐射的辐射强度测定进一步识别非电离辐射。电离辐射的识别除了明确放射源以外，应进行个人暴露剂量测定、环境电离辐射检测、放射性核素的分析测量等。

问题 9：在对未知的职业性有害因素进行识别时，应如何进行因果判断？

通过职业流行病学研究、毒理学试验以及临床职业性病损的病例观察等获得职业活动中某一因素或环境条件与职业危害之间的关联性是判定该因素或条件是否是职业性有害因素的前提，而后，针对该因素或环境条件作为致病因子导致某种疾病或损害的因果关系进行总体判断。

怀疑的职业性有害因素与某种职业损害同时存在，且其相伴存在的偶然机会非常之小，称两者存在统计学联系。如果在随机抽样人群中观察到此怀疑职业性有害因素与职业损害的联系由机会引起的可能性大小，用统计学检验 p 值小于 0.05，就说明具有统计学显著性意义。若明确怀疑的职业性有害因素与某种职业损害之间存在统计学联系，应该排除这种联系是由于偏倚所引起的可能性。

如果排除了上述可能性以后，联系仍然存在，应该依据希尔(Hill)的标准对各种证据、数据进行逻辑推理，综合分析，判别职业性有害因素。主要包括：

(1)联系的时间顺序：职业性有害因素必须发现于职业损害之前。对于慢性损害，需注意怀疑的职业性有害因素与职业危害的出现(发现)的时间间隔，如果职业危害出现(发现)的时间短于其理论上的潜伏期，此关联值得质疑。

(2)关联的强度：关联强度通常用相对危险度(RR)来衡量，RR 增高并达到统计学显著意义时，RR 越大，则因果关系的可能性越大。

(3)剂量反应关系：如果观察到随着怀疑的职业性有害因素暴露水平的增加，人群发生某职业损害的危险性增加，因果关联的强度增大，则称该因素与该职业损害之间存在剂量反应关系。此时该因果关系成立的可能性就较大。当怀疑职业性有害因素减少或去除，引起职业损害的发生率下降，就进一步支持因果关联，此为终止效应。但应该注意到，有些因素的生物学效应存在剂量反应关系，而有些则表现为"全有"或"全无"的形式。因此，当不存在剂量反应关系时，不能简单化地否认因果关系的存在。

(4)关联的合理性：一方面是生物学合理性，即可以用现有的生物学知识解释怀疑的职业性有害因素与职业损害的因果关系，但现有的知识理论总有其局限性，因此，看似不合理的因果关系也不一定不成立。另一方面是类比合理性，如果已知某种职业性有害因素导致某种职业损害，当发现另一种类似的可疑职业性有害因素与该职业损害有联系时，则两者的关联性可能较大。

(5)关联的一致性：怀疑的职业性有害因素与职业损害的关系，可以用多种方法显示出来,如动物实验、流行病学方法、基础研究等所获得的结论一致;怀疑的职业性有害因素在时间、地区的分布与发生职业危害的分布符合或基本符合。

(6)关联的可重复性:怀疑的职业性因素与某职业损害的关系在不同时间、不同地点、由不同学者用不同的研究方法进行研究均可获得相同的结果。重复出现的次数越多,因果推断越有说服力。

(7)关联的特异性:怀疑的职业性有害因素具有特异的健康损害表现,其特异健康损害见于该职业接触该有害因素人群中。

(8)实验证据:如果有相应的实验证据,则更能加强因果关系的判断。

一个可疑的职业性有害因素符合上述标准越多,则确认的可能性越大。

问题 10:对职业性有害因素的识别工作是否完成了?

尚没有完成,还需对作业场所的职业性有害因素的浓度和强度进行检测,以判定这些因素确实存在以及是否超标。

问题 11:职业性有害因素的关键控制点是什么?

煤场、铲车驾驶室、给煤机进煤口、除灰器下灰口、出渣口是粉尘的关键控制点;沥青烟捕集器、沥青高置槽二楼是煤焦油沥青挥发物的关键控制点。

问题 12:你认为是否有必要对职业性有害因素超标的原因进行调查?

有必要。识别和检测职业性有害因素不是最终目的,最终目的是控制职业病危害。因此,有必要查明职业性有害因素超标的原因,从而为相关部门采取有针对性的改进措施提供依据。

问题 13:对职业性有害因素的控制应提出哪些改进的建议?

答案略。

问题 14:你对这篇论文的总体印象如何?

答案略。

第十四节　职业性有害因素评价

案例一　职业病危害预评价

问题 1:什么是职业病危害预评价?

依照国家有关职业卫生方面的法律、法规、标准、规范的要求,在建设项目可行性论证阶段,对其可能产生的职业病危害因素进行识别、分析,并将其对工作场所和劳动者健康的危害程度进行预测,对拟采取的职业病防护设施的预期效果进行评价,对存在的职业卫生问题提出有效的防护对策,最终得出客观、真实的预评价结论。

问题2:为什么要开展职业病危害预评价?

(1)贯彻落实国家有关职业病防治的法律、法规、规章、标准、规范和产业政策,从源头控制和消除职业病危害,防治职业病,保护劳动者健康。

(2)识别、分析与评价建设项目可能产生的职业病危害因素及危害程度,确定建设项目的职业病危害类别,为建设项目职业病危害分类管理提供科学依据。

(3)确定建设项目在职业病防治方面的可行性,为建设项目的设计提供必要的职业病危害防护对策和建议。

问题3:职业病危害预评价的基本流程是什么?

进行职业病危害预评价时,建设单位应当首先向委托的评价机构提供建设项目的审批文件、可行性研究资料(含职业卫生专篇)和其他有关资料。评价机构按照准备、评价、报告编制三个阶段进行职业病危害预评价,如下图所示。

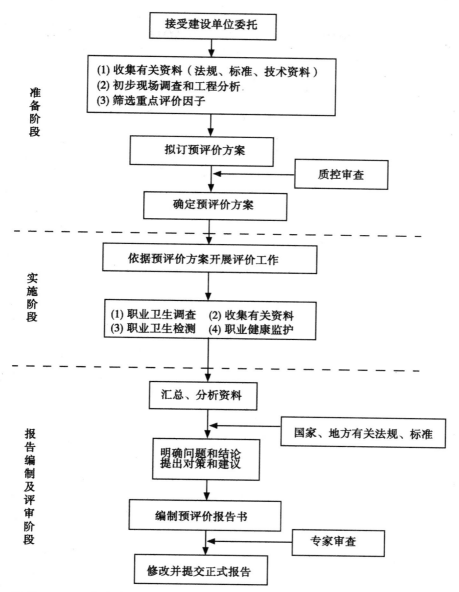

问题4：职业病危害预评价的方法主要有哪些？

根据建设项目职业病危害特点，采用检查表法、类比法与定量分级法相结合原则进行定性和定量评价。

（1）检查表法：依据评价标准、规范，编制检查表，逐项检查建设项目职业卫生有关内容与国家标准、规范符合情况。

（2）类比法：利用同类和相似工作场所监测、统计数据，类推拟评价的建设项目工作场所职业病危害因素浓度（强度）、职业危害后果和应采取的职业病防护措施。

（3）定量分级法：对建设项目工作场所职业病危害因素浓度（强度）、职业病危害因素的固有危害性、劳动者接触时间进行综合考虑，计算危害指数，确定劳动者作业危害程度等级。

依据有关标准，新建建设项目根据建设项目工程分析和同类企业类比调查，扩建、改建和技术改造建设项目根据已有测定资料，分别取得劳动者接触粉尘、化学毒物、噪声等职业病危害因素时间以及工作场所职业病危害因素浓度（强度）等数据，计算劳动者作业危害等级指数。计算方法按国家职业卫生标准执行。

对目前尚无分级标准的或无类比调查数据的职业病危害因素，可依据国家、行业、地方等职业卫生标准、规范等，结合职业卫生防护设施配置方案，预测作业场所职业病危害因素浓度（强度）是否符合有关卫生标准。

问题 5：职业病危害预评价的主要内容有哪些？

内容主要包括收集资料、制订评价方案、工程分析、实施预评价、编制预评价报告等。

（1）收集资料：应全面收集建设项目的批准文件和技术资料（包括建设单位的总平面布置、工艺流程、设备布局、卫生防护措施、组织管理等），还应严格掌握国家、地方、行业有关职业卫生方面的法律、法规、标准、规范。

（2）制订评价方案：在掌握相应资料的基础上进行初步工程分析，筛选重点评价因子，确定评价单元，编制出预评价方案。

（3）工程分析：应用生产工艺、职业卫生和卫生工程等知识和技术，认真分析和明确预评价项目的工程技术特点。

（4）实施预评价：对建设项目进行预评价的核心内容包括对建设项目选址、可能产生的职业病危害因素对工作场所和劳动者健康的危害程度进行分析和评价；对拟采取的职业病防护设施的预期效果进行评价；对存在的职业卫生问题提出有效的防护对策。

（5）编制预评价报告：此阶段完成汇总、分析各类资料、数据；得出评价结论，完成预评价报告。

问题 6：根据项目基本情况，该项目在进行职业病危害预评价时可分为哪些单元？

根据项目基本情况，该项目在进行职业病危害预评价时可分为糖化车间、发酵车间、包装车间、原材料和办公及生产生活辅助用房等单元。

问题7：为什么列出项目的主要原辅材料并进行生产工艺流程分析？

职业病危害评价的前提是对职业性有害因素的识别。职业性有害因素的来源有三个：生产过程、劳动过程和工作环境。其中，生产过程是职业性有害因素最主要的来源。因此，在职业病危害评价时，都要列出主要原辅材料并进行生产工艺流程分析，目的是为了识别该项目存在的主要职业性有害因素。

问题8：该拟建项目主要存在哪些职业病危害因素？

通过对生产工艺流程、生产设备布局、使用的原辅材料、现场作业环境、辅助设施等情况调查及分析，可能产生的职业病危害因素有：粉尘（谷物粉尘和其他粉尘）、氨、二氧化碳、硫化氢、盐酸、氢氧化钠、噪声、高温、工频电磁场等。另外，密闭空间或有限空间作业可导致缺氧窒息。

问题9：职业病危害因素识别的原理是什么？

识别和鉴定某一因素是否是职业性有害因素，在于判定该因素是否在职业活动中对职业人群健康、安全和作业能力造成不良影响。职业性有害因素是因，健康损害是果。职业性有害因素引发、加重、加速职业危害的发生发展，两者之间存在因果联系，因而判定职业性有害因素的方法原理来自于流行病学研究的因果关系判断。

识别和筛选某一具体的职业环境中是否存在职业性有害因素并明晰其作用特点，其基本原理是利用事物内部或事物之间的规律性、相似性、相关性及系统性等基本特征，以系统观点为指导，利用事物运动和变化中的惯性，认识事物之间联系的必然性，发现事物性质、运动变化规律之间的相似性，明确事物发展过程中各因素之间存在的依存关系和因果关系，采用系统分析方法进行职业性有害因素的识别。事物的规律性是经验筛选职业性有害因素的基本前提，事物的相似性是进行类比推理的依据，事物变化的依存关系是工程分析的理论基础。通常以由生产装置、物料、人员等集合组成的系统为识别对象，找出系统中各要素之间的空间结构、排列顺序、时间顺序、数量关系、环境因素、工艺参数、信息传递、操作工艺及组织形式等相关关系，借鉴历史、同类情况的数据典型案例等，推测评价职业危害状况，从而科学、准确、全面地将一个具体职业环境的各种职业性有害因素识别和筛选出来。

问题10：职业病危害因素识别的方法有哪些？

1.未知职业性有害因素的识别和鉴定方法

判定某一因素是否为职业性有害因素的方法和依据有临床病例观察、实验研究和职业流行病学研究三个方面。

（1）临床病例观察：从职业人群的特定病例或一系列发病集丛中分析找出

职业与疾病的联系,作为职业性有害因素识别和判定的起点和线索。最初接触和发现职业病的是临床医生,对职业相关疾病的细致观察和科学分析,是分析和探索职业性有害因素的传统方法。

(2)实验研究:从体内动物实验和体外测试(器官水平、细胞水平、分子水平)阳性结果中寻找线索,是识别和判定职业性有害因素的有效手段。但动物实验在模拟人接触职业性有害因素时,存在种属差异、剂量推导差异以及接触方式、环境差别等局限性,在利用其结果外推及人时应持谨慎态度。

(3)职业流行病学研究:以职业人群为研究对象,运用有关流行病学的理论和方法研究职业与健康的关系,探究职业性有害因素及其对健康影响在人群、时间及空间的分布,分析接触与职业性损害的联系,可提供识别和判定职业性有害因素最有力的证据。

2.已知职业性有害因素的识别和筛选方法

常用的定性方法有工程分析法、检查表法、经验法;定量方法有类比法、检验检测法等。在实际工作过程中,通常要根据实际情况综合运用。

(1)工程分析法:工程分析法是对生产工艺流程、生产设备布局、化学反应原理、所选原辅材料及其所含有毒杂质的名称、含量等进行分析,推测可能存在的职业危害因素的方法。在应用新技术新工艺的建设项目,找不到类比对象与类比资料时,通常利用工程分析法来识别职业危害因素。

(2)检查表法:检查表法是一种基础、简单、应用广泛的识别方法;针对工厂、车间、工段或装置、设备以及生产环境和劳动过程中产生的职业危害因素,事先将要检查的内容以提问方式编制成表,随后进行系统检查,识别可能存在职业性有害因素的方法。对于不同行业、不同工艺的项目,需要编制不同内容的检查表。

(3)经验法:经验法是依据识别人员实际工作经验和掌握的相关专业知识,借助自身职业卫生工作经验和判断能力对工作场所可能存在的职业性有害因素进行识别的方法。该方法主要适用于某些传统行业中采用成熟工艺的工作场所的识别。优点是简便易行。

(4)类比法:类比法是利用相同或相似作业条件工程的职业卫生调查结果,工作场所职业性有害因素检测、监测数据以及统计资料进行类推的识别方法。采用此法时,应重点关注识别对象与类比对象之间的相似性。主要考虑生产规模、生产工艺、生产设备、工程技术、安全卫生防护设施、环境特征的相似性。

(5)检验检测法:检验检测法是对工作场所可能存在的职业性有害因素进行现场采样,通过仪器设备进行测定分析的方法。该方法有利于职业性有害因素的定量识别。

此外,还可结合工作需要采用理论推算法、文献检索、专家论证等方法进行识别。

问题 11:上述职业病危害因素可造成哪些职业损伤?

通过工程分析和类比对象检测结果分析,主要的职业病危害因素是谷物粉尘、氨、二氧化碳、盐酸、噪声、高温等。

粉尘可导致肺尘埃沉着病;氨和盐酸是典型的刺激性气体,可导致一系列刺激性症状,甚至会发生肺水肿;二氧化碳是单纯窒息性气体,可导致窒息;噪声和高温属于物理因素,前者可导致听力损伤,甚至噪声聋,后者可导致中暑。

问题 12:检测结果资料存在哪些问题?

检测结果资料主要存在的问题是资料不完整。

问题 13:拟建项目的职业病危害因素的实际情况是否与类比企业相同?

拟建项目的职业病危害因素的实际情况与类比企业基本相同。

问题 14:除对类比企业现场检测外,尚需要对哪些方面进行评价?

还应对类比企业职业病危害防护情况及职业卫生管理情况进行评价,前者包括防护设施及个人防护用品的配置,后者包括人员配置、规章制度、应急演习等内容。

问题 15:上述资料尚缺失哪部分内容?

上述资料尚缺失个人防护用品的配置情况。

问题 16:是否应该对类比企业及拟建项目的职业卫生管理情况进行调查?

应该对类比企业及拟建项目的职业卫生管理情况进行调查,职业卫生管理情况是职业病危害评价的重要内容。

问题 17:该评价结论是否对项目职业病危害进行分级?

该评价结论并未对项目的职业病危害进行分级。

问题 18:该评价结论部分尚缺少哪部分内容?

劳动者的职业健康监护情况。

问题 19:针对该项目还可以提出哪些有针对性的建议?

答案略。

问题 20:在该项目建成运行之前还需要哪些职业卫生评价工作?

在该项目建成运行之前还需要进行职业病危害控制效果评价。

问题 21:你对本案例的总体评价如何?

答案略。

案例二 职业病危害控制效果评价

问题 1:什么是职业病危害控制效果评价?

依照国家职业卫生方面的法律、法规、标准、规范的要求,在竣工验收阶段对建设项目产生的职业病危害因素进行分析及确定,并将其对工作场所、劳动者健康的危害程度及职业病防护设施的控制效果进行评价,最终作出客观、真实的验收评价结论。

问题 2:为什么要开展职业病危害控制效果评价?

开展职业病危害控制效果评价,可以对项目职业病危害防护措施的效果进行分析,明确需要改进的地方。

问题 3:职业病危害控制效果评价应在什么时候开展?

建设单位在建设项目竣工验收前委托评价机构进行建设项目职业病危害控制效果评价。一般在项目建成后试生产阶段,产量一般至少达到设计的70%时进行。

问题 4:职业病危害控制效果评价的基本流程是什么?

评价机构在接受建设单位的委托后,按照准备、评价、报告编制三个阶段进行职业病危害控制效果评价,如下图所示。

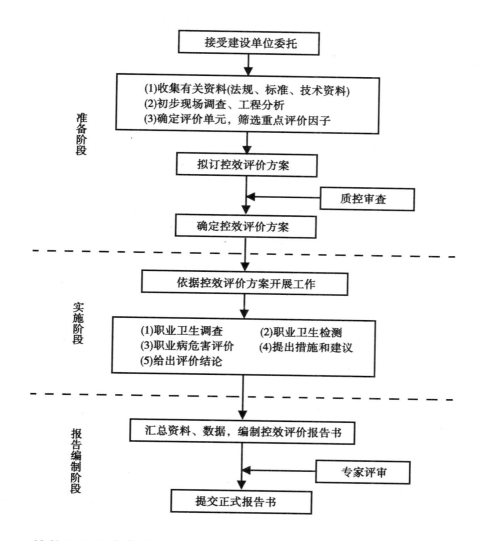

问题5：职业病危害控制效果评价的主要内容有哪些？

内容主要包括收集资料、制订控制效果评价方案、工程分析、实施控制效果评价、编制控制效果评价报告等。

（1）收集资料：应全面收集建设项目的批准文件和技术资料（包括职业病危害预评价的报告等），还应熟悉、严格掌握国家、地方、行业有关职业卫生方面的法律、法规、标准、规范。

（2）制订评价方案：评价单位依据建设项目可行性论证预评价报告内容和

工程建设及试运行情况,编制竣工验收前职业病危害控制效果评价方案。

(3)工程分析:应用生产工艺、职业卫生和卫生工程等知识和技术,认真分析和明确预评价项目的工程技术特点。主要内容:①建设项目概况,包括建设地点、性质、规模、设计能力、劳动定员、总投资、职业病危害防护设施专项经费投资;②总平面布置;③生产过程拟使用的原料、辅料、中间品、产品名称、用量或产量;④主要生产工艺、生产设备及其布局;⑤主要生产工艺、生产设备产生的职业病危害因素种类、部位及其存在的形态;⑥采取的职业病危害防护措施。

(4)实施控制效果评价:对建设项目生产或使用过程中产生的职业病危害因素对工作场所和劳动者健康的危害程度进行分析和评价;对采取的职业病防护设施的控制效果进行评价;对存在的职业卫生问题提出有效的防护对策。实施过程中,评价机构必须对建设项目进行职业卫生现场调查和现场监测,在可能的条件下进行职业性健康检查。

(5)编制控制效果评价报告:包括职业病危害评价目的、依据、范围、内容和方法;建设项目及其试运行概况;职业病防护措施的实施情况,包括总平面布置、生产工艺及设备布局、建筑物卫生学要求、卫生工程防护设施、应急救援措施、个人防护设施、卫生辅助用室、职业卫生管理措施的落实情况;职业病危害防护设施效果评价;评价结论及建议。

问题6:职业病危害控制效果评价报告的主要内容有哪些?

职业病危害控制效果评价报告应阐述的主要内容如下:

(1)建设项目概况:建设项目名称、建设地点、建设单位、主要工程内容等。对存在职业病危害因素的工作场所、工艺设备、原辅材料等要重点描述,同时应包括建设项目施工过程的描述。

(2)职业病防护设施设计执行情况分析:对照职业病防护设施设计专篇中提出的职业病危害控制设施、防治对策及建议,查看落实采纳情况,对于未采纳的措施、对策和建议,应当说明理由。

(3)职业病防护设施运行情况分析:根据建设项目试运行期间的记录和资料,分析职业病防护设施的运行情况及其适用情况。

(4)职业病危害因素检测结果分析:概要性地给出控制效果评价过程中职业卫生技术服务机构对职业病危害因素检测的条件和结果,并进行总结分析。

(5)职业病危害因素监测情况分析:对建设单位职业病危害因素的在线监测设施、日常监测制度和各种数据记录进行分析,分析这些设施、制度的有效性、可靠性,判断其是否满足要求。

(6)职业病危害因素对劳动者健康危害程度分析:根据职业病危害因素检测、监测情况以及劳动者接触职业病危害因素频率和时间,分析各种职业病危害因素对劳动者的危害程度。

（7）职业卫生管理机构设置和职业卫生管理人员配备情况评价：根据法律、法规和设计专篇中相关要求，对建设单位设置的职业卫生管理机构和配备的人员情况进行分析评价。

（8）职业卫生管理制度评价：根据法律、法规和设计专篇中相关要求，对建设单位制定的职业卫生管理制度及其落实情况进行分析评价。

（9）职业健康监护状况评价：根据法律、法规和设计专篇中相关要求，对建设单位（包括外包人员）的职业健康监护制度及其落实情况、职业健康监护结果等进行分析评价。

（10）事故预防和应急措施分析：根据可能发生的职业病危害事故，分析建设项目设置的事故预防和应急措施是否具备针对性、可行性，是否满足要求。

（11）正常生产后建设项目职业病防治效果预期分析：根据各种工程控制、防护设施和措施、管理制度的设置和运行情况，结合职业病危害因素检测和监测结果，对正常生产后建设项目职业病防治效果进行分析评价。

（12）对策措施和建议：针对分析评价时发现的不足，提出控制职业病危害的具体补充对策措施。应尽可能明确提出各类职业病防护设施的设置地点、设施种类、技术要求，各种管理制度的具体内容、执行要求等具体措施建议，以便建设单位进行整改。

（13）评价结论：明确建设项目当前是否满足国家和地方对职业病防治方面法律、法规、标准的要求；正常生产过程中，采取了控制效果评价报告所提对策措施和建议的情况下，能否符合国家和地方对职业病防治方面法律、法规、标准的要求。

问题 7：根据项目基本情况，该项目在进行职业病危害控制效果评价时可分为哪些单元？

该项目在进行职业病危害控制效果评价时可分为底色工序、底漆工序和面漆工序等若干个评价单元。

问题 8：是否应该列出该项目的主要原辅材料？

应该列出该项目的主要原辅材料，因为只有列出原辅材料，才能更全面和准确地识别职业性有害因素。

问题 9：该拟建项目主要存在哪些职业病危害因素？

该项目存在的主要职业病危害因素为二甲苯、乙苯、乙酸甲酯、乙酸丁酯、环己酮、丙烯酸、其他粉尘和噪声。

问题 10：MSDS 是什么，在职业病危害评价时有什么作用？

MSDS 是物质安全数据清单的简称。在职业病危害评价时，MSDS 不仅可以为评价者提供职业性有害因素的信息，还能指明适宜的职业卫生和安全防护措施,包括个人防护用品的使用以及应急救援的相关知识。

问题11:职业病危害的关键控制点是什么?

该项目职业病危害的关键控制点是:底漆工序和面漆工序的各砂光环节;底色工序、底漆工序和面漆工序的背色、底色、头度、擦格丽斯油、修色干刷、底漆喷涂及面漆喷涂环节;底漆工序的贴金箔环节。

问题12:上述职业病危害因素可造成哪些职业损伤?

答案略。

问题13:检测结果的资料存在哪些问题?

主要问题是资料不完整。

问题14:除对该项目现场检测外,尚需要对哪些方面进行评价?

还应对类比企业职业病危害防护情况及职业卫生管理情况进行评价,前者包括防护设施及个人防护用品的配置,后者包括人员配置、规章制度、应急演习等内容。

问题15:该项目职业病危害防护措施是否合理?

该项目职业病危害防护措施基本合理。

问题16:该项目的个人防护用品的发放是否合理?

文中并未提及个人防护用品的发放频率,因此,无法对个人防护用品发放的合理性进行判断。并且,还应该对底漆工序和面漆工序砂光过程油磨工定期发放防噪声耳塞。

问题17:上述关于职业卫生管理方面的资料是否完善?

不完善,文中仅列出了相关的规章制度,并未对执行情况进行分析。

问题18:建设项目职业卫生"三同时"指的是什么?

职业卫生"三同时"是指建设项目职业病防护设施必须与主体工程同时设计,同时施工,同时投入使用。

问题19:可以提出哪些有针对性的建议?

答案略。

问题20:你对本案例的总体评价如何?

答案略。

(本章由宁博编写)

附录一　中华人民共和国职业病防治法

（2001 年 10 月 27 日第九届全国人民代表大会常务委员会第二十四次会议通过；根据 2011 年 12 月 31 日第十一届全国人民代表大会常务委员会第二十四次会议《关于修改〈中华人民共和国职业病防治法〉的决定》第一次修正；根据 2016 年 7 月 2 日第十二届全国人民代表大会常务委员会第二十一次会议《关于修改〈中华人民共和国节约能源法〉等六部法律的决定》第二次修正；根据 2017 年 11 月 4 日第十二届全国人民代表大会常务委员会第三十次会议《关于修改〈中华人民共和国会计法〉等十一部法律的决定》第三次修正；根据 2018 年 12 月 29 日第十三届全国人民代表大会常务委员会第七次会议《关于修改〈中华人民共和国劳动法〉等七部法律的决定》第四次修正。）

第一章　总　　则

第一条　为了预防、控制和消除职业病危害，防治职业病，保护劳动者健康及其相关权益，促进经济社会发展，根据宪法，制定本法。

第二条　本法适用于中华人民共和国领域内的职业病防治活动。

本法所称职业病，是指企业、事业单位和个体经济组织等用人单位的劳动者在职业活动中，因接触粉尘、放射性物质和其他有毒、有害因素而引起的疾病。

职业病的分类和目录由国务院卫生行政部门会同国务院劳动保障行政部门制定、调整并公布。

第三条　职业病防治工作坚持预防为主、防治结合的方针，建立用人单位负责、行政机关监管、行业自律、职工参与和社会监督的机制，实行分类管理、综合治理。

第四条　劳动者依法享有职业卫生保护的权利。

用人单位应当为劳动者创造符合国家职业卫生标准和卫生要求的工作环

境和条件,并采取措施保障劳动者获得职业卫生保护。

工会组织依法对职业病防治工作进行监督,维护劳动者的合法权益。用人单位制定或者修改有关职业病防治的规章制度,应当听取工会组织的意见。

第五条 用人单位应当建立、健全职业病防治责任制,加强对职业病防治的管理,提高职业病防治水平,对本单位产生的职业病危害承担责任。

第六条 用人单位的主要负责人对本单位的职业病防治工作全面负责。

第七条 用人单位必须依法参加工伤保险。

国务院和县级以上地方人民政府劳动保障行政部门应当加强对工伤保险的监督管理,确保劳动者依法享受工伤保险待遇。

第八条 国家鼓励和支持研制、开发、推广、应用有利于职业病防治和保护劳动者健康的新技术、新工艺、新设备、新材料,加强对职业病的机理和发生规律的基础研究,提高职业病防治科学技术水平;积极采用有效的职业病防治技术、工艺、设备、材料;限制使用或者淘汰职业病危害严重的技术、工艺、设备、材料。

国家鼓励和支持职业病医疗康复机构的建设。

第九条 国家实行职业卫生监督制度。

国务院卫生行政部门、劳动保障行政部门依照本法和国务院确定的职责,负责全国职业病防治的监督管理工作。国务院有关部门在各自的职责范围内负责职业病防治的有关监督管理工作。

县级以上地方人民政府卫生行政部门、劳动保障行政部门依据各自职责,负责本行政区域内职业病防治的监督管理工作。县级以上地方人民政府有关部门在各自的职责范围内负责职业病防治的有关监督管理工作。

县级以上人民政府卫生行政部门、劳动保障行政部门(以下统称职业卫生监督管理部门)应当加强沟通,密切配合,按照各自职责分工,依法行使职权,承担责任。

第十条 国务院和县级以上地方人民政府应当制定职业病防治规划,将其纳入国民经济和社会发展计划,并组织实施。

县级以上地方人民政府统一负责、领导、组织、协调本行政区域的职业病防治工作,建立、健全职业病防治工作体制、机制,统一领导、指挥职业卫生突发事件应对工作;加强职业病防治能力建设和服务体系建设,完善、落实职业病防治工作责任制。

乡、民族乡、镇的人民政府应当认真执行本法,支持职业卫生监督管理部门依法履行职责。

第十一条 县级以上人民政府职业卫生监督管理部门应当加强对职业病

防治的宣传教育,普及职业病防治的知识,增强用人单位的职业病防治观念,提高劳动者的职业健康意识、自我保护意识和行使职业卫生保护权利的能力。

第十二条 有关防治职业病的国家职业卫生标准,由国务院卫生行政部门组织制定并公布。

国务院卫生行政部门应当组织开展重点职业病监测和专项调查,对职业健康风险进行评估,为制定职业卫生标准和职业病防治政策提供科学依据。

县级以上地方人民政府卫生行政部门应当定期对本行政区域的职业病防治情况进行统计和调查分析。

第十三条 任何单位和个人有权对违反本法的行为进行检举和控告。有关部门收到相关的检举和控告后,应当及时处理。

对防治职业病成绩显著的单位和个人,给予奖励。

第二章 前期预防

第十四条 用人单位应当依照法律、法规要求,严格遵守国家职业卫生标准,落实职业病预防措施,从源头上控制和消除职业病危害。

第十五条 产生职业病危害的用人单位的设立除应当符合法律、行政法规规定的设立条件外,其工作场所还应当符合下列职业卫生要求:

(一)职业病危害因素的强度或者浓度符合国家职业卫生标准;

(二)有与职业病危害防护相适应的设施;

(三)生产布局合理,符合有害与无害作业分开的原则;

(四)有配套的更衣间、洗浴间、孕妇休息间等卫生设施;

(五)设备、工具、用具等设施符合保护劳动者生理、心理健康的要求;

(六)法律、行政法规和国务院卫生行政部门关于保护劳动者健康的其他要求。

第十六条 国家建立职业病危害项目申报制度。

用人单位工作场所存在职业病目录所列职业病的危害因素的,应当及时、如实向所在地卫生行政部门申报危害项目,接受监督。

职业病危害因素分类目录由国务院卫生行政部门制定、调整并公布。职业病危害项目申报的具体办法由国务院卫生行政部门制定。

第十七条 新建、扩建、改建建设项目和技术改造、技术引进项目(以下统称建设项目)可能产生职业病危害的,建设单位在可行性论证阶段应当进行职业病危害预评价。

医疗机构建设项目可能产生放射性职业病危害的,建设单位应当向卫生行政部门提交放射性职业病危害预评价报告。卫生行政部门应当自收到预评价报告之日起三十日内,作出审核决定并书面通知建设单位。未提交预评价报告或者预评价报告未经卫生行政部门审核同意的,不得开工建设。

职业病危害预评价报告应当对建设项目可能产生的职业病危害因素及其对工作场所和劳动者健康的影响作出评价,确定危害类别和职业病防护措施。

建设项目职业病危害分类管理办法由国务院卫生行政部门制定。

第十八条　建设项目的职业病防护设施所需费用应当纳入建设项目工程预算,并与主体工程同时设计,同时施工,同时投入生产和使用。

建设项目的职业病防护设施设计应当符合国家职业卫生标准和卫生要求;其中,医疗机构放射性职业病危害严重的建设项目的防护设施设计,应当经卫生行政部门审查同意后,方可施工。

建设项目在竣工验收前,建设单位应当进行职业病危害控制效果评价。

医疗机构可能产生放射性职业病危害的建设项目竣工验收时,其放射性职业病防护设施经卫生行政部门验收合格后,方可投入使用;其他建设项目的职业病防护设施应当由建设单位负责依法组织验收,验收合格后,方可投入生产和使用。卫生行政部门应当加强对建设单位组织的验收活动和验收结果的监督核查。

第十九条　国家对从事放射性、高毒、高危粉尘等作业实行特殊管理。具体管理办法由国务院制定。

第三章　劳动过程中的防护与管理

第二十条　用人单位应当采取下列职业病防治管理措施:

(一)设置或者指定职业卫生管理机构或者组织,配备专职或者兼职的职业卫生管理人员,负责本单位的职业病防治工作;

(二)制定职业病防治计划和实施方案;

(三)建立、健全职业卫生管理制度和操作规程;

(四)建立、健全职业卫生档案和劳动者健康监护档案;

(五)建立、健全工作场所职业病危害因素监测及评价制度;

(六)建立、健全职业病危害事故应急救援预案。

第二十一条　用人单位应当保障职业病防治所需的资金投入,不得挤占、挪用,并对因资金投入不足导致的后果承担责任。

第二十二条　用人单位必须采用有效的职业病防护设施,并为劳动者提供个人使用的职业病防护用品。

用人单位为劳动者个人提供的职业病防护用品必须符合防治职业病的要求;不符合要求的,不得使用。

第二十三条 用人单位应当优先采用有利于防治职业病和保护劳动者健康的新技术、新工艺、新设备、新材料,逐步替代职业病危害严重的技术、工艺、设备、材料。

第二十四条 产生职业病危害的用人单位,应当在醒目位置设置公告栏,公布有关职业病防治的规章制度、操作规程、职业病危害事故应急救援措施和工作场所职业病危害因素检测结果。

对产生严重职业病危害的作业岗位,应当在其醒目位置,设置警示标识和中文警示说明。警示说明应当载明产生职业病危害的种类、后果、预防以及应急救治措施等内容。

第二十五条 对可能发生急性职业损伤的有毒、有害工作场所,用人单位应当设置报警装置,配置现场急救用品、冲洗设备、应急撤离通道和必要的泄险区。

对放射工作场所和放射性同位素的运输、贮存,用人单位必须配置防护设备和报警装置,保证接触放射线的工作人员佩戴个人剂量计。

对职业病防护设备、应急救援设施和个人使用的职业病防护用品,用人单位应当进行经常性的维护、检修,定期检测其性能和效果,确保其处于正常状态,不得擅自拆除或者停止使用。

第二十六条 用人单位应当实施由专人负责的职业病危害因素日常监测,并确保监测系统处于正常运行状态。

用人单位应当按照国务院卫生行政部门的规定,定期对工作场所进行职业病危害因素检测、评价。检测、评价结果存入用人单位职业卫生档案,定期向所在地卫生行政部门报告并向劳动者公布。

职业病危害因素检测、评价由依法设立的取得国务院卫生行政部门或者设区的市级以上地方人民政府卫生行政部门按照职责分工给予资质认可的职业卫生技术服务机构进行。职业卫生技术服务机构所作检测、评价应当客观、真实。

发现工作场所职业病危害因素不符合国家职业卫生标准和卫生要求时,用人单位应当立即采取相应治理措施,仍然达不到国家职业卫生标准和卫生要求的,必须停止存在职业病危害因素的作业;职业病危害因素经治理后,符合国家职业卫生标准和卫生要求的,方可重新作业。

第二十七条 职业卫生技术服务机构依法从事职业病危害因素检测、评价工作,接受卫生行政部门的监督检查。卫生行政部门应当依法履行监督职责。

第二十八条 向用人单位提供可能产生职业病危害的设备的,应当提供中文说明书,并在设备的醒目位置设置警示标识和中文警示说明。警示说明应当载明设备性能、可能产生的职业病危害、安全操作和维护注意事项、职业病防护以及应急救治措施等内容。

第二十九条 向用人单位提供可能产生职业病危害的化学品、放射性同位素和含有放射性物质的材料的，应当提供中文说明书。说明书应当载明产品特性、主要成份、存在的有害因素、可能产生的危害后果、安全使用注意事项、职业病防护以及应急救治措施等内容。产品包装应当有醒目的警示标识和中文警示说明。贮存上述材料的场所应当在规定的部位设置危险物品标识或者放射性警示标识。

国内首次使用或者首次进口与职业病危害有关的化学材料，使用单位或者进口单位按照国家规定经国务院有关部门批准后，应当向国务院卫生行政部门报送该化学材料的毒性鉴定以及经有关部门登记注册或者批准进口的文件等资料。

进口放射性同位素、射线装置和含有放射性物质的物品的，按照国家有关规定办理。

第三十条 任何单位和个人不得生产、经营、进口和使用国家明令禁止使用的可能产生职业病危害的设备或者材料。

第三十一条 任何单位和个人不得将产生职业病危害的作业转移给不具备职业病防护条件的单位和个人。不具备职业病防护条件的单位和个人不得接受产生职业病危害的作业。

第三十二条 用人单位对采用的技术、工艺、设备、材料，应当知悉其产生的职业病危害，对有职业病危害的技术、工艺、设备、材料隐瞒其危害而采用的，对所造成的职业病危害后果承担责任。

第三十三条 用人单位与劳动者订立劳动合同（含聘用合同，下同）时，应当将工作过程中可能产生的职业病危害及其后果、职业病防护措施和待遇等如实告知劳动者，并在劳动合同中写明，不得隐瞒或者欺骗。

劳动者在已订立劳动合同期间因工作岗位或者工作内容变更，从事与所订立劳动合同中未告知的存在职业病危害的作业时，用人单位应当依照前款规定，向劳动者履行如实告知的义务，并协商变更原劳动合同相关条款。

用人单位违反前两款规定的，劳动者有权拒绝从事存在职业病危害的作业，用人单位不得因此解除与劳动者所订立的劳动合同。

第三十四条 用人单位的主要负责人和职业卫生管理人员应当接受职业卫生培训，遵守职业病防治法律、法规，依法组织本单位的职业病防治工作。

用人单位应当对劳动者进行上岗前的职业卫生培训和在岗期间的定期职业卫生培训，普及职业卫生知识，督促劳动者遵守职业病防治法律、法规、规章和操作规程,指导劳动者正确使用职业病防护设备和个人使用的职业病防护用品。

劳动者应当学习和掌握相关的职业卫生知识,增强职业病防范意识,遵守职业病防治法律、法规、规章和操作规程,正确使用、维护职业病防护设备和个人使用的职业病防护用品,发现职业病危害事故隐患应当及时报告。

劳动者不履行前款规定义务的,用人单位应当对其进行教育。

第三十五条　对从事接触职业病危害的作业的劳动者,用人单位应当按照国务院卫生行政部门的规定组织上岗前、在岗期间和离岗时的职业健康检查,并将检查结果书面告知劳动者。职业健康检查费用由用人单位承担。

用人单位不得安排未经上岗前职业健康检查的劳动者从事接触职业病危害的作业;不得安排有职业禁忌的劳动者从事其所禁忌的作业;对在职业健康检查中发现有与所从事的职业相关的健康损害的劳动者,应当调离原工作岗位,并妥善安置;对未进行离岗前职业健康检查的劳动者不得解除或者终止与其订立的劳动合同。

职业健康检查应当由取得《医疗机构执业许可证》的医疗卫生机构承担。卫生行政部门应当加强对职业健康检查工作的规范管理,具体管理办法由国务院卫生行政部门制定。

第三十六条　用人单位应当为劳动者建立职业健康监护档案,并按照规定的期限妥善保存。

职业健康监护档案应当包括劳动者的职业史、职业病危害接触史、职业健康检查结果和职业病诊疗等有关个人健康资料。

劳动者离开用人单位时,有权索取本人职业健康监护档案复印件,用人单位应当如实、无偿提供,并在所提供的复印件上签章。

第三十七条　发生或者可能发生急性职业病危害事故时,用人单位应当立即采取应急救援和控制措施,并及时报告所在地卫生行政部门和有关部门。卫生行政部门接到报告后,应当及时会同有关部门组织调查处理;必要时,可以采取临时控制措施。卫生行政部门应当组织做好医疗救治工作。

对遭受或者可能遭受急性职业病危害的劳动者,用人单位应当及时组织救治、进行健康检查和医学观察,所需费用由用人单位承担。

第三十八条　用人单位不得安排未成年工从事接触职业病危害的作业;不得安排孕期、哺乳期的女职工从事对本人和胎儿、婴儿有危害的作业。

第三十九条　劳动者享有下列职业卫生保护权利:

(一)获得职业卫生教育、培训;

(二)获得职业健康检查、职业病诊疗、康复等职业病防治服务;

（三）了解工作场所产生或者可能产生的职业病危害因素、危害后果和应当采取的职业病防护措施；

（四）要求用人单位提供符合防治职业病要求的职业病防护设施和个人使用的职业病防护用品，改善工作条件；

（五）对违反职业病防治法律、法规以及危及生命健康的行为提出批评、检举和控告；

（六）拒绝违章指挥和强令进行没有职业病防护措施的作业；

（七）参与用人单位职业卫生工作的民主管理，对职业病防治工作提出意见和建议。

用人单位应当保障劳动者行使前款所列权利。因劳动者依法行使正当权利而降低其工资、福利等待遇或者解除、终止与其订立的劳动合同的，其行为无效。

第四十条　工会组织应当督促并协助用人单位开展职业卫生宣传教育和培训，有权对用人单位的职业病防治工作提出意见和建议，依法代表劳动者与用人单位签订劳动安全卫生专项集体合同，与用人单位就劳动者反映的有关职业病防治的问题进行协调并督促解决。

工会组织对用人单位违反职业病防治法律、法规，侵犯劳动者合法权益的行为，有权要求纠正；产生严重职业病危害时，有权要求采取防护措施，或者向政府有关部门建议采取强制性措施；发生职业病危害事故时，有权参与事故调查处理；发现危及劳动者生命健康的情形时，有权向用人单位建议组织劳动者撤离危险现场，用人单位应当立即作出处理。

第四十一条　用人单位按照职业病防治要求，用于预防和治理职业病危害、工作场所卫生检测、健康监护和职业卫生培训等费用，按照国家有关规定，在生产成本中据实列支。

第四十二条　职业卫生监督管理部门应当按照职责分工，加强对用人单位落实职业病防护管理措施情况的监督检查，依法行使职权，承担责任。

第四章　职业病诊断与职业病病人保障

第四十三条　职业病诊断应当由取得《医疗机构执业许可证》的医疗卫生机构承担。卫生行政部门应当加强对职业病诊断工作的规范管理，具体管理办法由国务院卫生行政部门制定。

承担职业病诊断的医疗卫生机构还应当具备下列条件：

（一）具有与开展职业病诊断相适应的医疗卫生技术人员；

（二）具有与开展职业病诊断相适应的仪器、设备；

（三）具有健全的职业病诊断质量管理制度。

承担职业病诊断的医疗卫生机构不得拒绝劳动者进行职业病诊断的要求。

第四十四条　劳动者可以在用人单位所在地、本人户籍所在地或者经常居住地依法承担职业病诊断的医疗卫生机构进行职业病诊断。

第四十五条　职业病诊断标准和职业病诊断、鉴定办法由国务院卫生行政部门制定。职业病伤残等级的鉴定办法由国务院劳动保障行政部门会同国务院卫生行政部门制定。

第四十六条　职业病诊断，应当综合分析下列因素：

（一）病人的职业史；

（二）职业病危害接触史和工作场所职业病危害因素情况；

（三）临床表现以及辅助检查结果等。

没有证据否定职业病危害因素与病人临床表现之间的必然联系的，应当诊断为职业病。

职业病诊断证明书应当由参与诊断的取得职业病诊断资格的执业医师签署，并经承担职业病诊断的医疗卫生机构审核盖章。

第四十七条　用人单位应当如实提供职业病诊断、鉴定所需的劳动者职业史和职业病危害接触史、工作场所职业病危害因素检测结果等资料；卫生行政部门应当监督检查和督促用人单位提供上述资料；劳动者和有关机构也应当提供与职业病诊断、鉴定有关的资料。

职业病诊断、鉴定机构需要了解工作场所职业病危害因素情况时，可以对工作场所进行现场调查，也可以向卫生行政部门提出，卫生行政部门应当在十日内组织现场调查。用人单位不得拒绝、阻挠。

第四十八条　职业病诊断、鉴定过程中，用人单位不提供工作场所职业病危害因素检测结果等资料的，诊断、鉴定机构应当结合劳动者的临床表现、辅助检查结果和劳动者的职业史、职业病危害接触史，并参考劳动者的自述、卫生行政部门提供的日常监督检查信息等，作出职业病诊断、鉴定结论。

劳动者对用人单位提供的工作场所职业病危害因素检测结果等资料有异议，或者因劳动者的用人单位解散、破产，无用人单位提供上述资料的，诊断、鉴定机构应当提请卫生行政部门进行调查，卫生行政部门应当自接到申请之日起三十日内对存在异议的资料或者工作场所职业病危害因素情况作出判定；有关部门应当配合。

第四十九条　职业病诊断、鉴定过程中，在确认劳动者职业史、职业病危害接触史时，当事人对劳动关系、工种、工作岗位或者在岗时间有争议的，可以向当地的劳动人事争议仲裁委员会申请仲裁；接到申请的劳动人事争议仲裁委员会应当受理,并在三十日内作出裁决。

当事人在仲裁过程中对自己提出的主张,有责任提供证据。劳动者无法提供由用人单位掌握管理的与仲裁主张有关的证据的,仲裁庭应当要求用人单位在指定期限内提供;用人单位在指定期限内不提供的,应当承担不利后果。

劳动者对仲裁裁决不服的,可以依法向人民法院提起诉讼。

用人单位对仲裁裁决不服的,可以在职业病诊断、鉴定程序结束之日起十五日内依法向人民法院提起诉讼;诉讼期间,劳动者的治疗费用按照职业病待遇规定的途径支付。

第五十条　用人单位和医疗卫生机构发现职业病病人或者疑似职业病病人时,应当及时向所在地卫生行政部门报告。确诊为职业病的,用人单位还应当向所在地劳动保障行政部门报告。接到报告的部门应当依法作出处理。

第五十一条　县级以上地方人民政府卫生行政部门负责本行政区域内的职业病统计报告的管理工作,并按照规定上报。

第五十二条　当事人对职业病诊断有异议的,可以向作出诊断的医疗卫生机构所在地地方人民政府卫生行政部门申请鉴定。

职业病诊断争议由设区的市级以上地方人民政府卫生行政部门根据当事人的申请,组织职业病诊断鉴定委员会进行鉴定。

当事人对设区的市级职业病诊断鉴定委员会的鉴定结论不服的,可以向省、自治区、直辖市人民政府卫生行政部门申请再鉴定。

第五十三条　职业病诊断鉴定委员会由相关专业的专家组成。

省、自治区、直辖市人民政府卫生行政部门应当设立相关的专家库,需要对职业病争议作出诊断鉴定时,由当事人或者当事人委托有关卫生行政部门从专家库中以随机抽取的方式确定参加诊断鉴定委员会的专家。

职业病诊断鉴定委员会应当按照国务院卫生行政部门颁布的职业病诊断标准和职业病诊断、鉴定办法进行职业病诊断鉴定,向当事人出具职业病诊断鉴定书。职业病诊断、鉴定费用由用人单位承担。

第五十四条　职业病诊断鉴定委员会组成人员应当遵守职业道德,客观、公正地进行诊断鉴定,并承担相应的责任。职业病诊断鉴定委员会组成人员不得私下接触当事人,不得收受当事人的财物或者其他好处,与当事人有利害关系的,应当回避。

人民法院受理有关案件需要进行职业病鉴定时,应当从省、自治区、直辖市人民政府卫生行政部门依法设立的相关的专家库中选取参加鉴定的专家。

第五十五条　医疗卫生机构发现疑似职业病病人时,应当告知劳动者本人并及时通知用人单位。

用人单位应当及时安排对疑似职业病病人进行诊断；在疑似职业病病人诊断或者医学观察期间，不得解除或者终止与其订立的劳动合同。

疑似职业病病人在诊断、医学观察期间的费用，由用人单位承担。

第五十六条 用人单位应当保障职业病病人依法享受国家规定的职业病待遇。

用人单位应当按照国家有关规定，安排职业病病人进行治疗、康复和定期检查。

用人单位对不适宜继续从事原工作的职业病病人，应当调离原岗位，并妥善安置。

用人单位对从事接触职业病危害的作业的劳动者，应当给予适当岗位津贴。

第五十七条 职业病病人的诊疗、康复费用，伤残以及丧失劳动能力的职业病病人的社会保障，按照国家有关工伤保险的规定执行。

第五十八条 职业病病人除依法享有工伤保险外，依照有关民事法律，尚有获得赔偿的权利的，有权向用人单位提出赔偿要求。

第五十九条 劳动者被诊断患有职业病，但用人单位没有依法参加工伤保险的，其医疗和生活保障由该用人单位承担。

第六十条 职业病病人变动工作单位，其依法享有的待遇不变。

用人单位在发生分立、合并、解散、破产等情形时，应当对从事接触职业病危害的作业的劳动者进行健康检查，并按照国家有关规定妥善安置职业病病人。

第六十一条 用人单位已经不存在或者无法确认劳动关系的职业病病人，可以向地方人民政府医疗保障、民政部门申请医疗救助和生活等方面的救助。

地方各级人民政府应当根据本地区的实际情况，采取其他措施，使前款规定的职业病病人获得医疗救治。

第五章 监督检查

第六十二条 县级以上人民政府职业卫生监督管理部门依照职业病防治法律、法规、国家职业卫生标准和卫生要求，依据职责划分，对职业病防治工作进行监督检查。

第六十三条 卫生行政部门履行监督检查职责时，有权采取下列措施：

（一）进入被检查单位和职业病危害现场，了解情况，调查取证；

（二）查阅或者复制与违反职业病防治法律、法规的行为有关的资料和采集样品；

（三）责令违反职业病防治法律、法规的单位和个人停止违法行为。

第六十四条　发生职业病危害事故或者有证据证明危害状态可能导致职业病危害事故发生时,卫生行政部门可以采取下列临时控制措施:

（一）责令暂停导致职业病危害事故的作业;

（二）封存造成职业病危害事故或者可能导致职业病危害事故发生的材料和设备;

（三）组织控制职业病危害事故现场。

在职业病危害事故或者危害状态得到有效控制后,卫生行政部门应当及时解除控制措施。

第六十五条　职业卫生监督执法人员依法执行职务时,应当出示监督执法证件。

职业卫生监督执法人员应当忠于职守,秉公执法,严格遵守执法规范;涉及用人单位的秘密的,应当为其保密。

第六十六条　职业卫生监督执法人员依法执行职务时,被检查单位应当接受检查并予以支持配合,不得拒绝和阻碍。

第六十七条　卫生行政部门及其职业卫生监督执法人员履行职责时,不得有下列行为:

（一）对不符合法定条件的,发给建设项目有关证明文件、资质证明文件或者予以批准;

（二）对已经取得有关证明文件的,不履行监督检查职责;

（三）发现用人单位存在职业病危害的,可能造成职业病危害事故,不及时依法采取控制措施;

（四）其他违反本法的行为。

第六十八条　职业卫生监督执法人员应当依法经过资格认定。

职业卫生监督管理部门应当加强队伍建设,提高职业卫生监督执法人员的政治、业务素质,依照本法和其他有关法律、法规的规定,建立、健全内部监督制度,对其工作人员执行法律、法规和遵守纪律的情况,进行监督检查。

第六章　法律责任

第六十九条　建设单位违反本法规定,有下列行为之一的,由卫生行政部门给予警告,责令限期改正;逾期不改正的,处十万元以上五十万元以下的罚款;情节严重的,责令停止产生职业病危害的作业,或者提请有关人民政府按照国务院规定的权限责令停建、关闭:

（一）未按照规定进行职业病危害预评价的;

（二）医疗机构可能产生放射性职业病危害的建设项目未按照规定提交放射性职业病危害预评价报告，或者放射性职业病危害预评价报告未经卫生行政部门审核同意，开工建设的；

（三）建设项目的职业病防护设施未按照规定与主体工程同时设计、同时施工、同时投入生产和使用的；

（四）建设项目的职业病防护设施设计不符合国家职业卫生标准和卫生要求，或者医疗机构放射性职业病危害严重的建设项目的防护设施设计未经卫生行政部门审查同意擅自施工的；

（五）未按照规定对职业病防护设施进行职业病危害控制效果评价的；

（六）建设项目竣工投入生产和使用前，职业病防护设施未按照规定验收合格的。

第七十条　违反本法规定，有下列行为之一的，由卫生行政部门给予警告，责令限期改正；逾期不改正的，处十万元以下的罚款：

（一）工作场所职业病危害因素检测、评价结果没有存档、上报、公布的；

（二）未采取本法第二十条规定的职业病防治管理措施的；

（三）未按照规定公布有关职业病防治的规章制度、操作规程、职业病危害事故应急救援措施的；

（四）未按照规定组织劳动者进行职业卫生培训，或者未对劳动者个人职业病防护采取指导、督促措施的；

（五）国内首次使用或者首次进口与职业病危害有关的化学材料，未按照规定报送毒性鉴定资料以及经有关部门登记注册或者批准进口的文件的。

第七十一条　用人单位违反本法规定，有下列行为之一的，由卫生行政部门责令限期改正，给予警告，可以并处五万元以上十万元以下的罚款：

（一）未按照规定及时、如实向卫生行政部门申报产生职业病危害的项目的；

（二）未实施由专人负责的职业病危害因素日常监测，或者监测系统不能正常监测的；

（三）订立或者变更劳动合同时，未告知劳动者职业病危害真实情况的；

（四）未按照规定组织职业健康检查、建立职业健康监护档案或者未将检查结果书面告知劳动者的；

（五）未依照本法规定在劳动者离开用人单位时提供职业健康监护档案复印件的。

第七十二条　用人单位违反本法规定，有下列行为之一的，由卫生行政部门给予警告，责令限期改正，逾期不改正的，处五万元以上二十万元以下的罚款；情节严重的，责令停止产生职业病危害的作业，或者提请有关人民政府按照国务院规定的权限责令关闭：

（一）工作场所职业病危害因素的强度或者浓度超过国家职业卫生标准的；

（二）未提供职业病防护设施和个人使用的职业病防护用品，或者提供的职业病防护设施和个人使用的职业病防护用品不符合国家职业卫生标准和卫生要求的；

（三）对职业病防护设备、应急救援设施和个人使用的职业病防护用品未按照规定进行维护、检修、检测，或者不能保持正常运行、使用状态的；

（四）未按照规定对工作场所职业病危害因素进行检测、评价的；

（五）工作场所职业病危害因素经治理仍然达不到国家职业卫生标准和卫生要求时，未停止存在职业病危害因素的作业的；

（六）未按照规定安排职业病病人、疑似职业病病人进行诊治的；

（七）发生或者可能发生急性职业病危害事故时，未立即采取应急救援和控制措施或者未按照规定及时报告的；

（八）未按照规定在产生严重职业病危害的作业岗位醒目位置设置警示标识和中文警示说明的；

（九）拒绝职业卫生监督管理部门监督检查的；

（十）隐瞒、伪造、篡改、毁损职业健康监护档案、工作场所职业病危害因素检测评价结果等相关资料，或者拒不提供职业病诊断、鉴定所需资料的；

（十一）未按照规定承担职业病诊断、鉴定费用和职业病病人的医疗、生活保障费用的。

第七十三条　向用人单位提供可能产生职业病危害的设备、材料，未按照规定提供中文说明书或者设置警示标识和中文警示说明的，由卫生行政部门责令限期改正，给予警告，并处五万元以上二十万元以下的罚款。

第七十四条　用人单位和医疗卫生机构未按照规定报告职业病、疑似职业病的，由有关主管部门依据职责分工责令限期改正，给予警告，可以并处一万元以下的罚款；弄虚作假的，并处二万元以上五万元以下的罚款；对直接负责的主管人员和其他直接责任人员，可以依法给予降级或者撤职的处分。

第七十五条　违反本法规定，有下列情形之一的，由卫生行政部门责令限期治理，并处五万元以上三十万元以下的罚款；情节严重的，责令停止产生职业病危害的作业，或者提请有关人民政府按照国务院规定的权限责令关闭：

（一）隐瞒技术、工艺、设备、材料所产生的职业病危害而采用的；

（二）隐瞒本单位职业卫生真实情况的；

（三）可能发生急性职业损伤的有毒、有害工作场所、放射工作场所或者放

射性同位素的运输、贮存不符合本法第二十五条规定的;

（四）使用国家明令禁止使用的可能产生职业病危害的设备或者材料的;

（五）将产生职业病危害的作业转移给没有职业病防护条件的单位和个人，或者没有职业病防护条件的单位和个人接受产生职业病危害的作业的;

（六）擅自拆除、停止使用职业病防护设备或者应急救援设施的;

（七）安排未经职业健康检查的劳动者、有职业禁忌的劳动者、未成年工或者孕期、哺乳期女职工从事接触职业病危害的作业或者禁忌作业的;

（八）违章指挥和强令劳动者进行没有职业病防护措施的作业的。

第七十六条　生产、经营或者进口国家明令禁止使用的可能产生职业病危害的设备或者材料的,依照有关法律、行政法规的规定给予处罚。

第七十七条　用人单位违反本法规定,已经对劳动者生命健康造成严重损害的,由卫生行政部门责令停止产生职业病危害的作业,或者提请有关人民政府按照国务院规定的权限责令关闭,并处十万元以上五十万元以下的罚款。

第七十八条　用人单位违反本法规定,造成重大职业病危害事故或者其他严重后果,构成犯罪的,对直接负责的主管人员和其他直接责任人员,依法追究刑事责任。

第七十九条　未取得职业卫生技术服务资质认可擅自从事职业卫生技术服务的,由卫生行政部门责令立即停止违法行为,没收违法所得;违法所得五千元以上的,并处违法所得二倍以上十倍以下的罚款;没有违法所得或者违法所得不足五千元的,并处五千元以上五万元以下的罚款;情节严重的,对直接负责的主管人员和其他直接责任人员,依法给予降级、撤职或者开除的处分。

第八十条　从事职业卫生技术服务的机构和承担职业病诊断的医疗卫生机构违反本法规定,有下列行为之一的,由卫生行政部门责令立即停止违法行为,给予警告,没收违法所得;违法所得五千元以上的,并处违法所得二倍以上五倍以下的罚款;没有违法所得或者违法所得不足五千元的,并处五千元以上二万元以下的罚款;情节严重的,由原认可或者登记机关取消其相应的资格;对直接负责的主管人员和其他直接责任人员,依法给予降级、撤职或者开除的处分;构成犯罪的,依法追究刑事责任:

（一）超出资质认可或者诊疗项目登记范围从事职业卫生技术服务或者职业病诊断的;

（二）不按照本法规定履行法定职责的;

（三）出具虚假证明文件的。

第八十一条　职业病诊断鉴定委员会组成人员收受职业病诊断争议当事人的财物或者其他好处的,给予警告,没收收受的财物,可以并处三千元以上五万元以下的罚款,取消其担任职业病诊断鉴定委员会组成人员的资格,并从省、自治区、直辖市人民政府卫生行政部门设立的专家库中予以除名。

第八十二条　卫生行政部门不按照规定报告职业病和职业病危害事故的,由上一级行政部门责令改正,通报批评,给予警告;虚报、瞒报的,对单位负责人、直接负责的主管人员和其他直接责任人员依法给予降级、撤职或者开除的处分。

第八十三条　县级以上地方人民政府在职业病防治工作中未依照本法履行职责,本行政区域出现重大职业病危害事故、造成严重社会影响的,依法对直接负责的主管人员和其他直接责任人员给予记大过直至开除的处分。

县级以上人民政府职业卫生监督管理部门不履行本法规定的职责,滥用职权、玩忽职守、徇私舞弊,依法对直接负责的主管人员和其他直接责任人员给予记大过或者降级的处分;造成职业病危害事故或者其他严重后果的,依法给予撤职或者开除的处分。

第八十四条　违反本法规定,构成犯罪的,依法追究刑事责任。

第七章　附　则

第八十五条　本法下列用语的含义:

职业病危害,是指对从事职业活动的劳动者可能导致职业病的各种危害。职业病危害因素包括:职业活动中存在的各种有害的化学、物理、生物因素以及在作业过程中产生的其他职业有害因素。

职业禁忌,是指劳动者从事特定职业或者接触特定职业病危害因素时,比一般职业人群更易于遭受职业病危害和罹患职业病或者可能导致原有自身疾病病情加重,或者在从事作业过程中诱发可能导致对他人生命健康构成危险的疾病的个人特殊生理或者病理状态。

第八十六条　本法第二条规定的用人单位以外的单位,产生职业病危害的,其职业病防治活动可以参照本法执行。

劳务派遣用工单位应当履行本法规定的用人单位的义务。

中国人民解放军参照执行本法的办法,由国务院、中央军事委员会制定。

第八十七条　对医疗机构放射性职业病危害控制的监督管理,由卫生行政部门依照本法的规定实施。

第八十八条　本法自 2002 年 5 月 1 日起施行。

附录二　工业企业设计卫生标准

（GBZ 1—2010,2010 年 8 月 1 日实施）

1　范围

本标准规定了工业企业选址与总体布局、工作场所、辅助用室以及应急救援的基本卫生学要求。

本标准适用于工业企业新建、改建、扩建和技术改造、技术引进项目（以下统称建设项目）的卫生设计及职业病危害评价。

事业单位和其他经济组织建设项目的卫生设计及职业病危害评价、建设项目施工期持续数年或施工规模较大、因各种特殊原因需要的临时性工业企业设计,以及工业园区的总体布局等可参照本标准执行。

2　规范性引用文件

下列文件中的条款通过本标准的引用而成为本标准的条款。凡是注日期的引用文件,其随后所有的修改单（不包括勘误的内容）或修订版均不适用于本标准,然而,鼓励根据本标准达成协议的各方研究是否可使用这些文件的最新版本。凡是不注日期的引用文件,其最新版本适用于本标准。

GBZ 2.1	工作场所有害因素职业接触限值 第 1 部分:化学有害因素
GBZ 2.2	工作场所有害因素职业接触限值 第 2 部分:物理因素
GBZ 158	工作场所职业病危害警示标识
GBZ/T 194	工作场所防止职业中毒卫生工程防护措施规范
GBZ/T 195	有机溶剂作业场所个人职业病防护用品使用规范
GBZ/T 223	工作场所有毒气体检测报警装置设置规范
GB 3095	环境空气质量标准
GB 16297	大气污染物综合排放标准

GB/T 16758　　　排风罩的分类及技术条件

GB 18083　　　　以噪声污染为主的工业企业卫生防护距离标准

GB/T 18664　　　呼吸防护用品的选择、使用与维护

GB 18871　　　　电离辐射防护与辐射源安全基本标准

GB 50019　　　　采暖通风与空气调节设计规范

GBIT 50033　　　建筑采光设计标准

GB 50034　　　　建筑照明设计标准

GB 50073　　　　洁净厂房设计规范

GB 50187　　　　工业企业总平面设计规范

GBJ 87　　　　　工业企业噪声控制设计规范

3　术语和定义

下列术语和定义适用于本标准。

3.1　卫生标准 health standards

为实施国家卫生法律法规和有关卫生政策,保护人体健康,在预防医学和临床医学研究与实践的基础上,对涉及人体健康和医疗卫生服务事项制定的各类技术规定。

3.2　工作场所 workplace

劳动者进行职业活动、并由用人单位直接或间接控制的所有工作地点。

3.3　工作地点 work site

劳动者从事职业活动或进行生产管理而经常或定时停留的岗位或作业地点。

3.4　职业性有害因素 occupational hazards

又称职业病危害因素,在职业活动中产生和(或)存在的、可能对职业人群健康、安全和作业能力造成不良影响的因素或条件,包括化学、物理、生物等因素。

3.5　职业接触限值 occupational exposure limits,OELs

劳动者在职业活动过程中长期反复接触,对绝大多数接触者的健康不引起有害作用的容许接触水平,是职业性有害因素的接触限制量值。化学有害因素的职业接触限值包括时间加权平均容许浓度、短时间接触容许浓度和最高容许浓度三类。物理因素职业接触限值包括时间加权平均容许限值和最高容许限值。

3.6　自然疫源地 natural infectious focus

某些传染病的病原体在自然界的野生动物中长期存在并造成动物间流行的地区。

3.7　卫生防护距离 hygienic buffer zone

从产生职业性有害因素的生产单元(生产区、车间或工段)的边界至居住区边界的最小距离。即在正常生产条件下,无组织排放的有害气体(大气污染物)自生产单元边界到居住区的范围内,能够满足国家居住区容许浓度限值相关标准规定的所需的最小距离。

3.8　全年(夏季)最小频率风向 annual(summer) minimum frequency of wind direction

全年(或夏季)各风向中频率出现最少的风向。

3.9　夏季主导风向 summer prevailing wind direction

累年夏季各风向中最高频率的风向。

3.10　粉尘 dust

能够较长时间悬浮于空气中的固体微粒。

3.11　生产性粉尘 industrial dust

在生产过程中形成的粉尘。按粉尘的性质分为:无机粉尘(inorganic dust,含矿物性粉尘、金属性粉尘、人工合成的无机粉尘);有机粉尘(organic dust,含动物性粉尘、植物性粉尘、人工合成有机粉尘);混合性粉尘(mixed dust,混合存在的各类粉尘)。

3.12　毒物 toxicant [toxic substance(s)]

在一定条件下,较低剂量能引起机体功能性或器质性损伤的外源性化学物质。

3.13　生产性毒物 industrial toxicant (toxic substance)

生产过程中产生或存在于工作场所空气中的各种毒物。

3.14　高温作业 work (job) under heat stress

在高气温、或有强烈的热辐射、或伴有高气湿相结合的异常气象条件下,WBGT 指数超过规定限值的作业。

3.15　寒冷环境 cold environment

环境温度、湿度、风速等负荷联合作用于人体,引起人体更多散热,导致人体发生冷应激反应的环境状态。

3.16　低温作业 work (job) under cold stress

平均气温≤5 ℃的作业。

3.17　噪声 noise

一切有损听力、有害健康或有其他危害的声响。

3.18　生产性噪声 industrial noise

在生产过程中产生的噪声。按噪声的时间分布分为连续声(continuous

noise)和间断声(intermittent noise);声级波动<3 dB(A)的噪声为稳态噪声(steady noise),声级波动≥3 dB(A)的噪声为非稳态噪声;持续时间≤0.5 s,间隔时间>1 s,声压有效值变化≥40 dB(A)的噪声为脉冲噪声(impulsive noise)。

3.19 振动 vibration

一个质点或物体在外力作用下沿直线或弧线围绕平衡位置来回重复的运动。

3.20 手传振动 hand-transmitted vibration

又称手臂振动(hand-arm vibration)或局部振动(segmental vibration),指生产中使用振动工具或接触受振动工件时,直接作用或传递到人手臂的机械振动或冲击。

3.21 全身振动 whole-body vibration

人体足部或臀部接触并通过下肢或躯干传导到全身的振动。

3.22 电离辐射 ionizing radiation

能使受作用物质发生电离现象的辐射,即波长<100 nm 的电磁辐射。

3.23 非电离辐射 non-ionizing radiation

波长>100 nm 不足以引起生物体电离的电磁辐射。

3.24 辅助用室 work-related welfare facilities

为保障生产经营正常运行、劳动者生活和健康而设置的非生产用房。

3.25 工效学 ergon omics

以人为中心,研究人、机器设备和工作环境之间的相互关系,实现人在生产劳动及其他活动中的健康、安全、舒适和高效的一门学科。

4 总则

4.1 工业企业建设项目的设计应贯彻《中华人民共和国职业病防治法》,坚持"预防为主,防治结合"的卫生工作方针,落实职业病危害"前期预防"控制制度,保证工业企业建设项目的设计符合卫生要求。

4.2 工业企业建设项目的设计应优先采用有利于保护劳动者健康的新技术、新工艺、新材料、新设备,限制使用或者淘汰职业病危害严重的工艺、技术、材料;对于生产过程中尚不能完全消除的生产性粉尘、生产性毒物、生产性噪声以及高温等职业性有害因素,应采取综合控制措施,使工作场所职业性有害因素符合国家职业卫生标准要求,防止职业性有害因素对劳动者的健康损害。

4.3 承担工业企业卫生设计的设计人员应了解职业卫生相关法律、法规、标准以及职业病防治知识,掌握建设项目使用和存在的职业性有害因素、危害的分布、毒作用特点和有关的预防控制技术。

4.4 可能产生职业病危害的建设项目,其职业病危害防护设施应与主体工程同时设计,同时施工,同时投入生产使用。在可行性论证阶段编制的可行性论证报告应包括职业卫生相关内容,并进行职业病危害预评价;在设计阶段编制的初步设计应包括职业卫生专篇,职业病危害严重的建设项目还应编制职业病危害防护设施设计专篇。

4.5 应根据工业企业生产性质和规模、职业病危害程度(强度)及劳动者人数等,兼顾工效学原理设计职业卫生管理组织机构及人员编制。人员编制可参考附录 A 表 A.1。

4.6 项目预算设计应包括职业病防治经费。

5 选址、总体布局与厂房设计

5.1 选址

5.1.1 工业企业选址应依据我国现行的卫生、安全生产和环境保护等法律法规、标准和拟建工业企业建设项目生产过程的卫生特征及其对环境的要求、职业性有害因素的危害状况,结合建设地点现状与当地政府的整体规划,以及水文、地质、气象等因素,进行综合分析而确定。

5.1.2 工业企业选址宜避开自然疫源地;对于因建设工程需要等原因不能避开的,应设计具体的疫情综合预防控制措施。

5.1.3 工业企业选址宜避开可能产生或存在危害健康的场所和设施,如垃圾填埋场、污水处理厂、气体输送管道,以及水、土壤可能已被原工业企业污染的地区;建设工程需要难以避开的,应首先进行卫生学评估,并根据评估结果采取必要的控制措施。设计单位应明确要求施工单位和建设单位制定施工期间和投产运行后突发公共卫生事件应急救援预案。

5.1.4 向大气排放有害物质的工业企业应设在当地夏季最小频率风向被保护对象的上风侧,并应符合国家规定的卫生防护距离要求(参照附录 B),以避免与周边地区产生相互影响。对于目前国家尚未规定卫生防护距离要求的,宜进行健康影响评估,并根据实际评估结果作出判定。

5.1.5 在同一工业区内布置不同卫生特征的工业企业时,宜避免不同有害因素产生交叉污染和联合作用。

5.2 总体布局

5.2.1 平面布置

5.2.1.1 工业企业厂区总平面布置应明确功能分区,可分为生产区、非生产区、辅助生产区。其工程用地应根据卫生要求,结合工业企业性质、规模、生产流程、交通运输、场地自然条件、技术经济条件等合理布局。

5.2.1.2 工业企业总平面布置,包括建(构)筑物现状、拟建建筑物位置、道路、卫生防护、绿化等应符合 GB 50187 等国家相关标准要求。

5.2.1.3 工业企业厂区总平面功能分区原则应遵循:分期建设项目宜一次整体规划,使各单体建筑均在其功能区内有序合理,避免分期建设时破坏原功能分区;行政办公用房应设置在非生产区;生产车间及与生产有关的辅助用室应布置在生产区内;产生有害物质的建筑(部位)与环境质量较高要求的有较高洁净要求的建筑(部位)应有适当的间距或分隔。

5.2.1.4 生产区宜选在大气污染物扩散条件好的地段,布置在当地全年最小频率风向的上风侧;产生并散发化学和生物等有害物质的车间,宜位于相邻车间当地全年最小频率风向的上风侧;非生产区布置在当地全年最小频率风向的下风侧;辅助生产区布置在两者之间。

5.2.1.5 工业企业的总平面布置,在满足主体工程需要的前提下,宜将可能产生严重职业性有害因素的设施远离产生一般职业性有害因素的其他设施,应将车间按有无危害、危害的类型及其危害浓度(强度)分开;在产生职业性有害因素的车间与其他车间及生活区之间宜设一定的卫生防护绿化带。

5.2.1.6 存在或可能产生职业病危害的生产车间、设备应按照 GBZ 158 设置职业病危害警示标识。

5.2.1.7 可能发生急性职业病危害的有毒、有害的生产车间的布置应设置与相应事故防范和应急救援相配套的设施及设备,并留有应急通道。

5.2.1.8 高温车间的纵轴宜与当地夏季主导风向相垂直。当受条件限制时,其夹角不得＜45°。

5.2.1.9 高温热源应尽可能地布置在车间外当地夏季主导风向的下风侧;不能布置在车间外的高温热源应布置在天窗下方或靠近车间下风侧的外墙侧窗附近。

5.2.2 竖向布置

5.2.2.1 放散大量热量或有害气体的厂房宜采用单层建筑。当厂房是多层建筑物时,放散热和有害气体的生产过程宜布置在建筑物的高层。如必须布置在下层时,应采取有效措施防止污染上层工作环境。

5.2.2.2 噪声与振动较大的生产设备宜安装在单层厂房内。当设计需要将这些生产设备安置在多层厂房内时,宜将其安装在底层,并采取有效的隔声和减振措施。

5.2.2.3 含有挥发性气体、蒸气的各类管道不宜从仪表控制室和劳动者经常停留或通过的辅助用室的空中和地下通过;若需通过时,应严格密闭,并应具备抗压、耐腐蚀等性能,以防止有害气体或蒸气逸散至室内。

5.3 厂房设计

5.3.1 厂房建筑方位应能使室内有良好的自然通风和自然采光,相邻两建筑物的间距一般不宜小于二者中较高建筑物的高度。

5.3.2 以自然通风为主的厂房,车间天窗设计应满足卫生要求:阻力系数小,迎风量大,便于开启,适应不同季节要求,天窗排气口的面积应略大于进风窗口及进风门的面积之和。热加工厂房应设置天窗挡风板,厂房侧窗下缘距地面不宜高于 1.2 m。

5.3.3 高温、热加工、有特殊要求和人员较多的建筑物应避免西晒。厂房侧窗上方宜设置遮阳、遮雨的固定板(棚),避免阳光直射,方便雨天通风。

5.3.4 产生噪声、振动的厂房设计和设备布局应采取降噪和减振措施。

5.3.5 车间办公室宜靠近厂房布置,但不宜与处理危险、有毒物质的场所相邻。应满足采光、照明、通风、隔声等要求。

5.3.6 空调厂房及洁净厂房的设计按 GB 50073 等有关现行国家标准执行。

6 工作场所基本卫生要求

6.1 防尘、防毒

6.1.1 优先采用先进的生产工艺、技术和无毒(害)或低毒(害)的原材料,消除或减少尘、毒职业性有害因素;对于工艺、技术和原材料达不到要求的,应根据生产工艺和粉尘、毒物特性,参照 GBZ/T 194 的规定设计相应的防尘、防毒通风控制措施,使劳动者活动的工作场所有害物质浓度符合 GBZ 2.1 要求;如预期劳动者接触浓度不符合要求的,应根据实际接触情况,参考 GBZ/T 195、GB/T 18664 的要求同时设计有效的个人防护措施。

6.1.1.1 原材料选择应遵循无毒物质代替有毒物质,低毒物质代替高毒物质的原则。

6.1.1.2 对产生粉尘、毒物的生产过程和设备(含露天作业的工艺设备),应优先采用机械化和自动化,避免直接人工操作。为防止物料跑、冒、滴、漏,其设备和管道应采取有效的密闭措施,密闭形式应根据工艺流程、设备特点、生产工艺、安全要求及便于操作、维修等因素确定,并应结合生产工艺采取通风和净化措施。对移动的扬尘和逸散毒物的作业,应与主体工程同时设计移动式轻便防尘和排毒设备。

6.1.1.3 对于逸散粉尘的生产过程,应对产尘设备采取密闭措施;设置适宜的局部排风除尘设施对尘源进行控制;生产工艺和粉尘性质可采取湿式作业的,应采取湿法抑尘。当湿式作业仍不能满足卫生要求时,应采用其他通风、除尘方式。

6.1.2 产生或可能存在毒物或酸碱等强腐蚀性物质的工作场所应设冲洗设施;高毒物质工作场所墙壁、顶棚和地面等内部结构和表面应采用耐腐蚀、不吸收、不吸附毒物的材料,必要时加设保护层;车间地面应平整防滑,易于冲洗清扫;可能产生积液的地面应做防渗透处理,并采用坡向排水系统,其废水纳入工业废水处理系统。

6.1.3 贮存酸、碱及高危液体物质贮罐区周围应设置泄险沟(堰)。

6.1.4 工作场所粉尘、毒物的发生源应布置在工作地点的自然通风或进风口的下风侧;放散不同有毒物质的生产过程所涉及的设施布置在同一建筑物内时,使用或产生高毒物质的工作场所应与其他工作场所隔离。

6.1.5 防尘和防毒设施应依据车间自然通风风向、扬尘和逸散毒物的性质、作业点的位置和数量及作业方式等进行设计。经常有人来往的通道(地道、通廊),应有自然通风或机械通风,并不宜敷设有毒液体或有毒气体的管道。

6.1.5.1 通风、除尘、排毒设计应遵循相应的防尘、防毒技术规范和规程的要求。

a)当数种溶剂(苯及其同系物、醇类或醋酸酯类)蒸气或数种刺激性气体同时放散于空气中时,应按各种气体分别稀释至规定的接触限值所需要的空气量的总和计算全面通风换气量。除上述有害气体及蒸气外,其他有害物质同时放散于空气中时,通风量仅按需要空气量最大的有害物质计算。

b)通风系统的组成及其布置应合理,能满足防尘、防毒的要求。容易凝结蒸气和聚积粉尘的通风管道、几种物质混合能引起爆炸、燃烧或形成危害更大的物质的通风管道,应设单独通风系统,不得相互连通。

c)采用热风采暖、空气调节和机械通风装置的车间,其进风口应设置在室外空气清洁区并低于排风口,对有防火防爆要求的通风系统,其进风口应设在不可能有火花溅落的安全地点,排风口应设在室外安全处。相邻工作场所的进气和排气装置,应合理布置,避免气流短路。

d)进风口的风量,应按防止粉尘或有害气体逸散至室内的原则通过计算确定。有条件时,应在投入运行前以实测数据或经验数值进行实际调整。

e)供给工作场所的空气一般直接送至工作地点。放散气体的排出应根据工作场所的具体条件及气体密度合理设置排出区域及排风量。

f) 确定密闭罩进风口的位置、结构和风速时,应使罩内负压均匀,防止粉尘外逸并不致把物料带走。

g)下列三种情况不宜采用循环空气:

——空气中含有燃烧或爆炸危险的粉尘、纤维，含尘浓度大于或等于其爆炸下限的 25％时；

——对于局部通风除尘、排毒系统，在排风经净化后，循环空气中粉尘、有害气体浓度大于或等于其职业接触限值的 30％时；

——空气中含有病原体、恶臭物质及有害物质浓度可能突然增高的工作场所。

h)局部机械排风系统各类型排气罩应参照 GB/T 16758 的要求，遵循形式适宜、位置正确、风量适中、强度足够、检修方便的设计原则，罩口风速或控制点风速应足以将发生源产生的尘、毒吸入罩内，确保达到高捕集效率。局部排风罩不能采用密闭形式时，应根据不同的工艺操作要求和技术经济条件选择适宜的伞形排风装置。

i)输送含尘气体的风管宜垂直或倾斜敷设，倾斜敷设时，与水平面的夹角应 >45°。如必须设置水平管道时，管道不应过长，并应在适当位置设置清扫孔，方便清除积尘，防止管道堵塞。

j)按照粉尘类别不同，通风管道内应保证达到最低经济流速。为便于除尘系统的测试，设计时应在除尘器的进出口处设可开闭式的测试孔，测试孔的位置应选在气流稳定的直管段，测试孔在不测试时应可以关闭。在有爆炸性粉尘及有毒有害气体净化系统中，宜设置连续自动检测装置。

k)为减少对厂区及周边地区人员的危害及环境污染，散发有毒有害气体的设备所排出的尾气以及由局部排气装置排出的浓度较高的有害气体应通过净化处理设备后排出；直接排入大气的，应根据排放气体的落地浓度确定引出高度，使工作场所劳动者接触的落点浓度符合 GBZ 2.1 的要求，还应符合 GB 16297和 GB 3095 等相应环保标准的规定。

l)含有剧毒、高毒物质或难闻气味物质的局部排风系统，或含有较高浓度的爆炸危险性物质的局部排风系统所排出的气体，应排至建筑物外空气动力阴影区和正压区之外。

6.1.5.2　在生产中可能突然逸出大量有害物质或易造成急性中毒或易燃易爆的化学物质的室内作业场所，应设置事故通风装置及与事故排风系统相连锁的泄漏报警装置。

a)事故通风宜由经常使用的通风系统和事故通风系统共同保证，但在发生事故时，必须保证能提供足够的通风量。事故通风的风量宜根据工艺设计要求通过计算确定，但换气次数不宜 <12 次/h。

b)事故通风通风机的控制开关应分别设置在室内、室外便于操作的地点。

c)事故排风的进风口，应设在有害气体或有爆炸危险的物质放散量可能最大或聚集最多的地点。对事故排风的死角处,应采取导流措施。

d)事故排风装置排风口的设置应尽可能避免对人员的影响:

——事故排风装置的排风口应设在安全处,远离门、窗及进风口和人员经常停留或经常通行的地点;

——排风口不得朝向室外空气动力阴影区和正压区。

6.1.5.3 在放散有爆炸危险的可燃气体、粉尘或气溶胶等物质的工作场所,应设置防爆通风系统或事故排风系统。

6.1.6 应结合生产工艺和毒物特性,在有可能发生急性职业中毒的工作场所,根据自动报警装置技术发展水平设计自动报警或检测装置。

6.1.6.1 检测报警点应根据 GBZ/T XX 的要求,设在存在、生产或使用有毒气体的工作地点,包括可能释放高毒、剧毒气体的作业场所,可能大量释放或容易聚集的其他有毒气体的工作地点也应设置检测报警点。

6.1.6.2 应设置有毒气体检测报警仪的工作地点,宜采用固定式,当不具备设置固定式的条件时,应配置便携式检测报警仪。

6.1.6.3 毒物报警值应根据有毒气体毒性和现场实际情况至少设警报值和高报值。预报值为 MAC 或 PC-STEL 的 1/2,无 PC-STEL 的化学物质,预报值可设在相应超限倍数值的 1/2;警报值为 MAC 或 PC-STEL 值,无 PC-STEL 的化学物质,警报值可设在相应的超限倍数值;高报值应综合考虑有毒气体毒性、作业人员情况、事故后果、工艺设备等各种因素后设定。

6.1.7 可能存在或产生有毒物质的工作场所应根据有毒物质的理化特性和危害特点配备现场急救用品,设置冲洗喷淋设备、应急撤离通道、必要的泄险区以及风向标。泄险区应低位设置且有防透水层,泄漏物质和冲洗水应集中纳入工业废水处理系统。

6.2 防暑、防寒

6.2.1 防暑

6.2.1.1 应优先采用先进的生产工艺、技术和原材料,工艺流程的设计宜使操作人员远离热源,同时根据其具体条件采取必要的隔热、通风、降温等措施,消除高温职业危害。

6.2.1.2 对于工艺、技术和原材料达不到要求的,应根据生产工艺、技术、原材料特性以及自然条件,通过采取工程控制措施和必要的组织措施,如减少生产过程中的热和水蒸气释放,屏蔽热辐射源,加强通风,减少劳动时间,改善作业方式等,使室内和露天作业地点 WBGT 指数符合 GBZ 2.2 的要求。对于劳动者室内和露天作业 WBGT 指数不符合标准要求的,应根据实际接触情况采取有效的个人防护措施。

6.2.1.3　应根据夏季主导风向设计高温作业厂房的朝向,使厂房能形成穿堂风或能增加自然通风的风压。高温作业厂房平面布置呈"L"型、"Ⅱ"型或"Ⅲ"型的,其开口部分宜位于夏季主导风向的迎风面。

6.2.1.4　高温作业厂房宜设有避风的天窗,天窗和侧窗宜便于开关和清扫。

6.2.1.5　夏季自然通风用的进气窗的下端距地面不宜>1.2 m,以便空气直接吹向工作地点;冬季需要自然通风时,应对通风设计方案进行技术经济比较,并根据热平衡的原则合理确定热风补偿系统容量,进气窗下端一般不宜<4 m;若<4 m时,宜采取防止冷风吹向工作地点的有效措施。

6.2.1.6　以自然通风为主的高温作业厂房应有足够的进、排风面积。产生大量热、湿气、有害气体的单层厂房的附属建筑物占用该厂房外墙的长度不得超过外墙全长的30%,且不宜设在厂房的迎风面。

6.2.1.7　产生大量热或逸出有害物质的车间,在平面布置上应以其最长边作为外墙。若四周均为内墙时,应采取向室内送入清洁空气的措施。

6.2.1.8　热源应尽量布置在车间外面;采用热压为主的自然通风时,热源应尽量布置在天窗的下方;采用穿堂风为主的自然通风时,热源应尽量布置在夏季主导风向的下风侧;热源布置应便于采用各种有效的隔热及降温措施。

6.2.1.9　车间内发热设备设置应按车间气流具体情况确定,一般宜在操作岗位夏季主导风向的下风侧、车间天窗下方的部位。

6.2.1.10　高温、强热辐射作业,应根据工艺、供水和室内微小气候等条件采用有效的隔热措施,如水幕、隔热水箱或隔热屏等。工作人员经常停留或靠近的高温地面或高温壁板,其表面平均温度不应>40 ℃,瞬间最高温度也不宜>60 ℃。

6.2.1.11　当高温作业时间较长,工作地点的热环境参数达不到卫生要求时,应采取降温措施。

a)采用局部送风降温措施时,气流达到工作地点的风速控制设计应符合以下要求:

——带有水雾的气流风速为3 m/s~5 m/s,雾滴直径应<100 μm;

——不带水雾的气流风速,劳动强度Ⅰ级的应控制在2 m/s~3 m/s,Ⅱ级的控制在3 m/s~5 m/s,Ⅲ级的控制在4 m/s~6 m/s。

b)设置系统式局部送风时,工作地点的温度和平均风速应符合表1的规定:

表1   工作地点的温度和平均风速

热辐射强度 (W/m²)	冬季		夏季	
	温度(℃)	风速(m/s)	温度(℃)	风速(m/s)
350～700	20～25	1～2	26～31	1.5～3
701～1400	20～25	1～3	26～30	2～4
1401～2100	18～22	2～3	25～29	3～5
2101～2800	18～22	3～4	24～28	4～6

注1:轻度强度作业时,温度宜采用表中较高值,风速宜采用较低值;重强度作业时,温度宜采用较低值,风速宜采用较高值;中度强度作业时其数据可按插入法确定。

注2:对于夏热冬冷(或冬暖)地区,表中夏季工作地点的温度,可提高2℃。

注3:当局部送风系统的空气需要冷却或加热处理时,其室外计算参数,夏季应采用通风室外计算温度及相对湿度;冬季应采用采暖室外计算温度。

6.2.1.12　工艺上以湿度为主要要求的空气调节车间,除工艺有特殊要求或已有规定者外,不同湿度条件下的空气温度应符合表2的规定。

表2   空气调节厂房内不同湿度下的温度要求(上限值)

相对湿度(%)	＜55	＜65	＜75	＜85	≥85
温度(℃)	30	29	28	27	26

6.2.1.13　高温作业车间应设有工间休息室。休息室应远离热源,采取通风、降温、隔热等措施,使温度≤30℃;设有空气调节的休息室室内气温应保持在24℃～28℃。对于可以脱离高温作业点的,可设观察(休息)室。

6.2.1.14　特殊高温作业,如高温车间桥式起重机驾驶室、车间内的监控室、操作室、炼焦车间拦焦车驾驶室等应有良好的隔热措施,热辐射强度应＜700 W/m²,室内气温不应＞28℃。

6.2.1.15　当作业地点日最高气温≥35℃时,应采取局部降温和综合防暑措施,并应减少高温作业时间。

6.2.2　防寒

6.2.2.1　凡近十年每年最冷月平均气温≤8℃的月数≥3个月的地区应设集中采暖设施,＜2个月的地区应设局部采暖设施。当工作地点不固定,需要持续低温作业时,应在工作场所附近设置取暖室。

6.2.2.2 冬季寒冷环境工作地点采暖温度应符合表3要求。

表3 冬季工作地点的采暖温度(干球温度)

体力劳动强度级别	采暖温度(℃)
I	≥18
II	≥16
III	≥14
IV	≥12

注1:体力劳动强度分级见GBZ 2.2,其中I级代表轻劳动,II级代表中等劳动,III级代表重劳动,IV级代表极重劳动。

注2:当作业地点劳动者人均占用较大面积(50 m²～100 m²)、劳动强度I级时,其冬季工作地点采暖温度可低至10 ℃,II级时可低至7 ℃,III级时可低至5 ℃。

注3:当室内散热量<23 W/m³时,风速不宜>0.3 m/s;当室内散热量≥23 W/m³时,风速不宜>0.5 m/s。

6.2.2.3 采暖地区的生产辅助用室冬季室温宜符合表4中的规定。

表4 生产辅助用室的冬季温度

辅助用室名称	气温(℃)
办公室、休息室、就餐场所	≥18
浴室、更衣室、妇女卫生室	≥25
厕所、盥洗室	≥14

注:工业企业辅助建筑,风速不宜>0.3 m/s。

6.2.2.4 工业建筑采暖的设置、采暖方式的选择应按照GB 50019,根据建筑物规模、所在地区气象条件、能源状况、能源及环保政策等要求,采用技术可行、经济合理的原则确定。

6.2.2.5 冬季采暖室外计算温度≤−20 ℃的地区,为防止车间大门长时间或频繁开放而受冷空气的侵袭,应根据具体情况设置门斗、外室或热空气幕。

6.2.2.6 设计热风采暖时,应防止强烈气流直接对人产生不良影响,送风的最高温度不得超过70 ℃,送风宜避免直接面向人,室内气流一般应为0.1 m/s～0.3 m/s。

6.2.2.7 产生较多或大量湿气的车间,应设计必要的除湿排水防潮设施。

6.2.2.8　车间围护结构应防止雨水渗透,冬季需要采暖的车间,围护结构内表面(不包括门窗)应防止凝结水气,特殊潮湿车间工艺上允许在墙上凝结水汽的除外。

6.3　防噪声与振动

6.3.1　防噪声

6.3.1.1　工业企业噪声控制应按 GBJ 87 设计,对生产工艺、操作维修、降噪效果进行综合分析,采用行之有效的新技术、新材料、新工艺、新方法。对于生产过程和设备产生的噪声,应首先从声源上进行控制,使噪声作业劳动者接触噪声声级符合 GBZ 2.2 的要求。采用工程控制技术措施仍达不到 GBZ 2.2 要求的,应根据实际情况合理设计劳动作息时间,并采取适宜的个人防护措施。

6.3.1.2　产生噪声的车间与非噪声作业车间、高噪声车间与低噪声车间应分开布置。

6.3.1.3　工业企业设计中的设备选择,宜选用噪声较低的设备。

6.3.1.4　在满足工艺流程要求的前提下,宜将高噪声设备相对集中,并采取相应的隔声、吸声、消声、减振等控制措施。

6.3.1.5　为减少噪声的传播,宜设置隔声室。隔声室的天棚、墙体、门窗均应符合隔声、吸声的要求。

6.3.1.6　产生噪声的车间,应在控制噪声发生源的基础上,对厂房的建筑设计采取减轻噪声影响的措施,注意增加隔声、吸声措施。

6.3.1.7　非噪声工作地点的噪声声级的设计要求应符合表 5 的规定设计要求:

表 5　　　　　　　　　　非噪声工作地点噪声声级设计要求

地点名称	噪声声级 dB(A)	工效限值 dB(A)
噪声车间观察(值班)室	≤75	
非噪声车间办公室、会议室	≤60	≤55
主控室、精密加工室	≤70	

6.3.2　防振动

6.3.2.1　采用新技术、新工艺、新方法避免振动对健康的影响,应首先控制振动源,使手传振动接振强度符合 GBZ 2.2 的要求,全身振动强度不超过表 6 规定的卫生限值。采用工程控制技术措施仍达不到要求的,应根据实际情况合理设计劳动作息时间,并采取适宜的个人防护措施。

表6   **全身振动强度卫生限值**

工作日接触时间（t,h）	卫生限值（m/s²）
4＜t≤8	0.62
2.5＜t≤4	1.10
1.0＜t≤2.5	1.40
0.5＜t≤1.0	2.40
t≤0.5	3.60

6.3.2.2 工业企业设计中振动设备的选择,宜选用振动较小的设备。

6.3.2.3 产生振动的车间,应在控制振动发生源的基础上,对厂房的建筑设计采取减轻振动影响的措施。对产生强烈振动的车间应采取相应的减振措施,对振幅、功率大的设备应设计减振基础。

6.3.2.4 受振动(1 Hz～80 Hz)影响的辅助用室(如办公室、会议室、计算机房、电话室、精密仪器室等),其垂直或水平振动强度不应超过表7中规定的设计要求。

表7   **辅助用室垂直或水平振动强度卫生限值**

接触时间（t,h）	卫生限值（m/s²）	工效限值（m/s²）
4＜t≤8	0.31	0.098
2.5＜t≤4	0.53	0.17
1.0＜t≤2.5	0.71	0.23
0.5＜t≤1.0	1.12	0.37
t≤0.5	1.8	0.57

6.4 防非电离辐射与电离辐射

6.4.1 产生工频电磁场的设备安装地址(位置)的选择应与居住区、学校、医院、幼儿园等保持一定的距离,使上述区域电场强度最高容许接触水平控制在 4 kV/m 以下。

6.4.2 对有可能危及电力设施安全的建筑物、构筑物进行设计时,应遵循国家有关法律、法规要求。

6.4.3 在选择极低频电磁场发射源和电力设备时,应综合考虑安全性、可靠性以及经济社会效益;新建电力设施时,应在不影响健康、社会效益以及技术经济可行的前提下,采取合理、有效的措施以降低极低频电磁场的接触水平。

6.4.4 对于在生产过程中有可能产生非电离辐射的设备,应制定非电离辐射防护规划,采取有效的屏蔽、接地、吸收等工程技术措施及自动化或半自动化远距离操作,如预期不能屏蔽的应设计反射性隔离或吸收性隔离措施,使劳动者非电离辐射作业的接触水平符合 GBZ 2.2 的要求。

6.4.5 设计劳动定员时应考虑电磁辐射环境对装有心脏起搏器病人等特殊人群的健康影响。

6.4.6 电离辐射防护应按 GB 18871 及相关国家标准执行。

6.5 采光和照明

6.5.1 工作场所采光设计按 GB/T 50033 执行。

6.5.2 工作场所照明设计按 GB 50034 执行。

6.5.3 照明设计宜避免眩光,充分利用自然光,选择适合目视工作的背景,光源位置选择宜避免产生阴影。

6.5.3.1 照明设计宜采取相应措施减少来自窗户眩光,如工作台方向设计宜使劳动者侧对或背对窗户,采用百叶窗、窗帘、遮盖布或树木,或半透明窗户等。

6.5.3.2 应减少裸光照射或使用深颜色灯罩,以完全遮蔽眩光或确保眩光在视野之外,避免来自灯泡眩光的影响。

6.5.3.3 应采取避免间接眩光(反射眩光)的措施,如合理设置光源位置,降低光源亮度,调整工作场所背景颜色。

6.5.3.4 在流水线从事关键技术工作岗位间的隔板不应影响光线或照明。

6.5.3.5 应使设备和照明配套,避免孤立的亮光光区,提高能见度及适宜光线方向。

6.5.4 应根据工作场所的环境条件,选用适宜的符合现行节能标准的灯具。

6.5.4.1 在潮湿的工作场所,宜采用防水灯具或带防水灯头的开敞式灯具。

6.5.4.2 在有腐蚀性气体或蒸气的工作场所,宜采用防腐蚀密闭式灯具。若采用开敞式灯具,各部分应有防腐蚀或防水措施。

6.5.4.3 在高温工作场所,宜采用散热性能好、耐高温的灯具。

6.5.4.4 在粉尘工作场所,应按粉尘性质和生产特点选择防水、防高温、防尘、防爆炸的适宜灯具。

6.5.4.5 在装有锻锤、大型桥式吊车等振动、摆动较大的工作场所使用的灯具,应有防振和防脱落措施。

6.5.4.6 在需防止紫外线照射的工作场所,应采用隔紫灯具或无紫光源。

6.5.4.7 在含有可燃易爆气体及粉尘的工作场所,应采用防爆灯具和防爆开关。

6.6 工作场所微小气候

6.6.1 工作场所的新风应来自室外,新风口应设置在空气清洁区,新风量应满足下列要求:非空调工作场所人均占用容积<20 m³ 的车间,应保证人均新风量≥30 m³/h;如所占容积>20 m³ 时,应保证人均新风量≥20 m³/h。采用空气调节的车间,应保证人均新风量≥30 m³/h。洁净室的人均新风量应≥40 m³/h。

6.6.2 封闭式车间人均新风量宜设计为 30 m³/h～50 m³/h。微小气候的设计宜符合表 8 的要求。

表 8 　　　　　　　　封闭式车间微小气候设计要求

参数	冬季	夏季
温度(℃)	20～24	25～28
风速(m/s)	≤0.2	≤0.3
相对湿度(%)	30～60	40～60
注:过渡季节微小气候计算参数取冬季、夏季差值。		

7 辅助用室基本卫生要求

7.1 一般规定

7.1.1 应根据工业企业生产特点、实际需要和使用方便的原则设置辅助用室,包括车间卫生用室(浴室、更/存衣室、盥洗室以及在特殊作业、工种或岗位设置的洗衣室)、生活室(休息室、就餐场所、厕所)、妇女卫生室,并应符合相应的卫生标准要求。

7.1.2 辅助用室应避开有害物质、病原体、高温等职业性有害因素的影响。建筑物内部构造应易于清扫,卫生设备便于使用。

7.1.3 浴室、盥洗室、厕所的设计,一般按劳动者最多的班组人数进行设计。存衣室设计计算人数应按车间劳动者实际总数计算。

7.1.4 工业园区内企业共用辅助用室的,应统筹考虑园区内各企业的特点。

7.2 车间卫生用室

7.2.1 应根据车间的卫生特征设置浴室、更/存衣室、盥洗室,其卫生特征分级见表 9。

表9　　　　　　　　　　　车间卫生特征分级

卫生特征	1级	2级	3级	4级
有毒物质	易经皮肤吸收引起中毒的剧毒物质(如有机磷农药、三硝基甲苯、四乙基铅等)	易经皮肤吸收或有恶臭的物质,或高毒物质(如丙烯腈、吡啶、苯酚等)	其他毒物	不接触有害物质或粉尘,不污染或轻度污染身体(如仪表、金属冷加工、机械加工等)
粉尘		严重污染全身或对皮肤有刺激的粉尘(如碳黑、玻璃棉等)	一般粉尘(棉尘)	
其他	处理传染性材料、动物原料(如皮毛等)	高温作业、井下作业	体力劳动强度Ⅲ级或Ⅳ级	

注:虽易经皮肤吸收,但易挥发的有毒物质(如苯等)可按3级确定。

7.2.2　浴室

7.2.2.1　车间卫生特征1级、2级的车间应设浴室;3级的车间宜在车间附近或厂区设置集中浴室;4级的车间可在厂区或居住区设置集中浴室。浴室可由更衣间、洗浴间和管理间组成。

7.2.2.2　浴室内一般按4个~6个淋浴器设一具盥洗器。淋浴器的数量,可根据设计计算人数按表10计算。

表10　　　　　　　每个淋浴器设计使用人数(上限值)

车间卫生特征	1级	2级	3级	4级
人数	3	6	9	12

注:需每天洗浴的炎热地区,每个淋浴器使用人数可适当减少。

7.2.2.3　女浴室和卫生特征1级、2级的车间浴室不得设浴池。

7.2.2.4　体力劳动强度Ⅲ级或Ⅳ级者可设部分浴池,浴池面积一般可按1个淋浴器相当于2 m² 面积进行换算,但浴池面积不宜<5 m²。

7.2.3 更/存衣室

7.2.3.1 车间卫生特征1级的更/存衣室应分便服室和工作服室。工作服室应有良好的通风。

7.2.3.2 车间卫生特征2级的更/存衣室,便服室、工作服室可按照同室分柜存放的原则设计,以避免工作服污染便服。

7.2.3.3 车间卫生特征3级的更/存衣室,便服室、工作服室可按照同柜分层存放的原则设计。更衣室与休息室可合并设置。

7.2.3.4 车间卫生特征4级的更/存衣柜可设在休息室内或车间内适当地点。

7.2.4 盥洗设施

7.2.4.1 车间内应设盥洗室或盥洗设备。接触油污的车间,应供给热水。盥洗水龙头的数量应根据设计计算人数按表11计算。

表11 盥洗水龙头设计数量

车间卫生特征级别	每个水龙头的使用人数(人)
1、2	20~30
3、4	31~40

7.2.4.2 盥洗设施宜分区集中设置。厂房内的盥洗室应做好地面排水,厂房外的盥洗设施还宜设置雨篷并应防冻。

7.2.5 应根据职业接触特征,对易沾染病原体或易经皮肤吸收的剧毒或高毒物质的特殊工种和污染严重的工作场所设置洗消室、消毒室及专用洗衣房等。

7.2.6 低温高湿的重负荷作业如冷库和地下作业等,应设工作服干燥室。

7.3 生活用室

7.3.1 生活用室的配置应与产生有害物质或有特殊要求的车间隔开,应尽量布置在生产劳动者相对集中、自然采光和通风良好的地方。

7.3.2 应根据生产特点和实际需要设置休息室或休息区。休息室内应设置清洁饮水设施。女工较多的企业,应在车间附近清洁安静处设置孕妇休息室或休息区。

7.3.3 就餐场所的位置不宜距车间过远,但不能与存在职业性有害因素的工作场所相邻设置,并应根据就餐人数设置足够数量的洗手设施。就餐场所及所提供的食品应符合相关的卫生要求。

7.3.4 厕所不宜距工作地点过远,并应有排臭、防蝇措施。车间内的厕所,一般应为水冲式,同时应设洗手池、洗污池。寒冷地区宜设在室内。除有特殊需要,厕所的蹲位数应按使用人数设计。

7.3.4.1 男厕所:劳动定员男职工人数＜100 人的工作场所可按 25 人设 1 个蹲位;＞100 人的工作场所每增 50 人增设 1 个蹲位。小便器的数量与蹲位的数量相同。

7.3.4.2 女厕所:劳动定员女职工人数＜100 人的工作场所可按 15 人设 1 个～2 个蹲位;＞100 人的工作场所,每增 30 人,增设 1 个蹲位。

7.4 妇女卫生室

7.4.1 人数最多班组女工＞100 人的工业企业,应设妇女卫生室。

7.4.2 妇女卫生室由等候间和处理间组成。等候间应设洗手设备及洗涤池。处理间内应设温水箱及冲洗器。冲洗器的数量应根据设计计算人数确定。人数最多班组女工人数为 100 人～200 人时,应设 1 具冲洗器,＞200 人时,每增加 200 人增设 1 个。

7.4.3 人数最多班组女工人数为 40 人～100 人的工业企业,可设置简易的温水箱及冲洗器。

8 应急救援

8.1 生产或使用有毒物质的、有可能发生急性职业病危害的工业企业的劳动定员设计应包括应急救援组织机构(站)编制和人员定员。

8.1.1 应急救援机构(站)可设在厂区内的医务所或卫生所内,设在厂区外的应考虑应急救援机构(站)与工业企业的距离及最佳响应时间。

8.1.2 应急救援组织机构急救人员的人数宜根据工作场所的规模、职业性有害因素的特点、劳动者人数,按照 0.1％～5％的比例配备,并对急救人员进行相关知识和技能的培训。有条件的企业,每个工作班宜至少安排 1 名急救人员。

8.2 生产或使用剧毒或高毒物质的高风险工业企业应设置紧急救援站或有毒气体防护站。

8.2.1 紧急救援站或有毒气体防护站使用面积可参考附录 A 表 A.2。

8.2.2 有毒气体防护站的装备应根据职业病危害性质、企业规模和实际需要确定,并可参考附录 A 表 A.3 配置。

8.2.3 应根据车间(岗位)毒害情况配备防毒器具,设置防毒器具存放柜。防毒器具在专用存放柜内铅封存放,设置明显标识,并定期维护与检查,确保应急使用需要。

8.2.4 站内采暖、通风、空调、给水排水、电器、照明等配套设备应按相应国家标准、规范配置。

8.3 有可能发生化学性灼伤及经皮肤黏膜吸收引起急性中毒的工作地点或车间,应根据可能产生或存在的职业性有害因素及其危害特点,在工作地点就近设置现场应急处理设施。急救设施应包括:不断水的冲淋、洗眼设施;气体防护柜;个人防护用品;急救包或急救箱以及急救药品;转运病人的担架和装置;急救处理的设施以及应急救援通讯设备等。

8.3.1 应急救援设施应有清晰的标识,并按照相关规定定期保养维护以确保其正常运行。

8.3.2 冲淋、洗眼设施应靠近可能发生相应事故的工作地点。

8.3.3 急救箱应当设置在便于劳动者取用的地点,配备内容可根据实际需要参照附录 A 表 A.4 确定,并由专人负责定期检查和更新。

8.4 工业园区内设置的应急救援机构(站)应统筹考虑园区内各企业的特点,满足各企业应急救援的需要。

8.5 对于生产或使用有毒物质的、且有可能发生急性职业病危害的工业企业的卫生设计应制定应对突发职业中毒的应急救援预案。

附录 A
(规范性附录)
正确使用说明

A.1 工业企业建设项目卫生设计的目的是贯彻《中华人民共和国职业病防治法》,坚持"预防为主,防治结合"的卫生工作方针,落实职业病危害源头控制的"前期预防"制度,保证工业企业建设项目的设计符合卫生要求。

A.2 本标准规定的适用范围涵盖了职业病防治法规定的所有用人单位,既包括企业,也包括事业单位和个体经济组织。施工期持续数年或施工规模较大,存在多种职业病危害及危害较大的建设项目或因施工等特殊需要的临时性工业企业设计,或工业园区的总体布局等可参照本标准执行。

A.3 工业企业建设项目卫生设计应遵循职业病危害的预防控制对策。职业病危害的预防控制对策包括对职业病危害发生源、传播途径、接触者三个方面的控制。发生源的控制原则及优先措施是:替代、改变工艺、密闭、隔离、湿式作业、局部通风及维护管理;传播途径的控制对策及优先措施是:清理、全面通风、密闭、自动化远距离操作、监测及维护管理;接触者的控制原则及优先措施是:培训教育、劳动组织管理、个体医学监护、配备个人防护用品以及维护管理等。

A.4 工业企业卫生设计人员应通过各种方式学习、熟悉职业卫生相关法律、法规、标准，了解职业病防治知识，根据职业病危害评价结果进行工业企业的卫生设计。

A.5 对本标准条文执行严格程度的用词，采用以下写法：

A.5.1 表示很严格，非这样做不可的用词：正面词一般采用"应"，反面词一般采用"不应"或"不得"。

A.5.2 表示一般情况下均应这样做，但硬性规定这样做有困难的用词：采用"应尽量"或"尽可能"。

A.5.3 表示允许有选择，在一定条件下，可以这样做的，采用"可"。

A.5.4 表示允许稍有选择。在条件许可时，首先应这样做的用词：正面词一般采用"宜"或"一般"反面词一般采用"不宜"。

A.5.5 条文中必须按指定的标准、规范或其他有关规定执行的写法为"按……执行"或"符合……要求"，非必须按所指定的标准、规范或其他规定执行的写法为"参照……"。

A.6 职业卫生管理组织机构和职业卫生管理人员设置或配备原则可参考表 A.1。

表 A.1 职业卫生管理组织机构和职业卫生管理人员设置或配备参考原则

职业病危害分类	劳动者人数	职业卫生管理组织机构及管理人员
严重	＞1000 人	设置机构，配备专职人员＞2 人
	300 人～1000 人	设置机构或配备专职人员≥2 人
	＜300 人	设置机构或配备专职人员
一般危害	＞300 人	配备专职人员
	＜300 人	配备专职或兼职人员
轻微		可配备兼职人员

A.7 为区别于环境卫生选址要求，本标准的选址与总体布局卫生学要求突出了工业企业周边环境对劳动者健康的影响以及工业企业之间的相互影响，有关环境评价选址要求参见相关标准。

A.8 有关工作场所职业病危害因素强度（浓度）的卫生学要求分别在GBZ 2.1、GBZ 2.2 和本标准中给出，GBZ 2.1、GBZ 2.2 给出的工作场所职业病危害因素强度（浓度）限值称为工作场所职业接触限值，本标准暂时保留的部分物理因素强度暂称为卫生限值，并将在适当时机纳入 GBZ 2.1 或 GBZ 2.2。

A.9　规定产生工频电磁场设备安装地址(位置)周边居住区、学校、医院、幼儿园等区域的电场强度<4 kV/m 是指该区域的最高容许接触水平,长期慢性的健康影响特别是致癌效应尚有待于进一步研究。

A.10　紧急救援站或有毒气体防护站使用面积可参见表 A.2。

表 A.2　　　　　　　紧急救援站或有毒气体防护站使用面积

职工人数(人)	最小使用面积(m²)
<300	20
300~1000	30
1001~2000	60
2001~3500	100
3501~10000	120
>10000	200

A.11　有毒气体防护站的装备可参考表 A.3 配置。

表 A.3　　　　　　　有毒气体防护站装备参考配置表

装备名称	数量	备注
万能校验器	2 台~3 台	
空气或氧气充装泵	1 台~2 台	
天平	1 台~2 台	
采样器、胶管	按需要配备	
快速检测分析仪器(包括测爆仪、测氧仪和毒气监测仪)	按需要配备	
器材维修工具 (包括台钳、钳工工具)	1 套	
电话	2 部	
录音电话	1 部	
生产调度电话	1 部	
对讲机	2 对	
事故警铃	1 只	

续表

装备名称	数量	备注
气体防护作业(救护)车	1辆~2辆	设有声光报警器,各有空气呼吸器、苏生器、安全帽、安全带、全身防毒衣、防酸碱胶皮衣裤、绝缘棒、绝缘靴、手套、被褥、担架、防爆照明等抢救用的器具
空气呼吸器	根据技术防护人员及驾驶员人数确定	
过滤式防毒面具	每人1套	

A.12　急救箱配备内容可根据工业企业规模、职业病危害性质、接触人数等实际需要参照表 A.4 确定。

表 A.4　　　　　　　急救箱配置参考清单

药品名称	储存数量	用途	保质(使用)期限
医用酒精	1瓶	消毒伤口	
新洁而灭酊	1瓶	消毒伤口	
过氧化氢溶液	1瓶	清洗伤口	
0.9%的生理盐水	1瓶	清洗伤口	
2%碳酸氢钠	1瓶	处置酸灼伤	
2%醋酸或3%硼酸	1瓶	处置碱灼伤	
解毒药品	按实际需要	职业中毒处置	有效期内
脱脂棉花、棉签	2包、5包	清洗伤口	
脱脂棉签	5包	清洗伤口	
中号胶布	2卷	粘贴绷带	
绷带	2卷	包扎伤口	
剪刀	1个	急救	
镊子	1个	急救	
医用手套、口罩	按实际需要	防止施救者被感染	

续表

药品名称	储存数量	用途	保质(使用)期限
烫伤软膏	2支	消肿/烫伤	
保鲜纸	2包	包裹烧伤、烫伤部位	
创可贴	8个	止血护创	
伤湿止痛膏	2个	淤伤、扭伤	
冰袋	1个	淤伤、肌肉拉伤或关节扭伤	
止血带	2个	止血	
三角巾	2包	受伤的上肢、固定敷料或骨折处等	
高分子急救夹板	1个	骨折处理	
眼药膏	2支	处理眼睛	有效期内
洗眼液	2支	处理眼睛	有效期内
防暑降温药品	5盒	夏季防暑降温	有效期内
体温计	2支	测体温	
急救、呼吸气囊	1个	人工呼吸	
雾化吸入器	1个	应急处置	
急救毯	1个	急救	
手电筒	2个	急救	
急救使用说明	1个		

附录 B

（规范性附录）

工业企业卫生防护距离标准

B.1　为方便参阅工业企业卫生防护距离标准,本标准收集并汇总了国家相关标准要求。考虑到这些标准今后可能修订,本附录给出标准发布日期。

B.2　表中注日期的引用文件,其随后所有的修改单(不包括勘误的内容)或修订版均不适用于本标准。

B.3　卫生防护距离按所在地区近五年平均风速规定。

B.4　以噪声污染为主的工业企业卫生防护距离按标准 GB 18083 执行。

表 B.1　　　　　　　　　工业企业卫生防护距离标准(m)

企业类型		规模	风速(m/s)			标准
			<2	2~4	>4	
氯丁橡胶厂			2000	1600	1200	GB 11655—89
盐酸造纸厂			1000	800	600	GB 11654—89
黄磷厂			1000	800	600	GB 11656—89
铜冶炼厂(密闭鼓风炉型)			1000	800	600	GB 11657—89
聚氯乙烯树脂厂		<10000 t/a	1000	800	600	GB 11658—89
		≥10000 t/a	1200	1000	800	
铅蓄电池厂		<10000 kVA	600	400	300	GB 11659—89
		≥10000 kVA	800	500	400	
炼铁厂			1400	1200	1000	GB 11660—89
焦化厂			1400	1000	800	GB 11661—89
烧结厂			600	500	400	GB 11662—89
硫酸厂			600	600	400	GB 11663—89
钙镁磷肥厂			1000	800	600	GB 11664—89
普通过磷酸钙厂			800	600	600	GB 11665—89
小型氮肥厂	合成氨(万吨率)	<25000 t/a	1200	800	600	GB 11666—89
		≥25000 t/a	1600	1000	800	
水泥厂	年产水泥,×10⁴ t	≥50×10⁴ t/a	600	500	400	GB 18068—2000
		<50×10⁴ t/a	500	400	300	
硫化碱厂			600	500	400	GB 18069—2000
油漆厂			700	600	500	GB 18070—2000
氯碱厂	生产规模	<10000 t/a	800	600	400	GB 18071—2000
		≥10000 t/a	1000	800	600	
塑料厂	生产规模	<1000 t/a	100	100	100	GB 18072—2000
炭素厂	年产石墨电极	>10000 t/a	1000	800	600	GB 18073—2000
		≤10000 t/a	800	600	500	
内燃机厂			400	300	200	GB 18074—2000

续表

企业类型			规模	风速（m/s）			标准
				<2	2～4	>4	
汽车制造厂				500	400	300	GB 18075—2000
石灰厂				300	200	100	GB 18076—2000
石棉制品厂				300	300	200	GB 18077—2000
制胶厂	生产规模		<1500 t/a	600	300	200	GB 18079—2000
			≥1500 t/a	700	500	400	
缫丝厂	缫丝规模		<1500 绪	200	150	100	GB 18080—2000
			≥1500 绪	250	200	150	
火葬场	年焚尸量		>4000 具	500	400	300	GB 18081—2000
			≤4000 具	700	600	500	
皮革厂	年制革		<20 万张	500	400	300	GB 18082—2000
			≥20 万张	600	500	400	
肉类联合加工厂	班屠宰量		<2000 头	700	500	400	GB 18078—2000
			≥2000 头	800	600	500	
炼油厂	原油含硫量（％）	年加工原油≥250 万吨	≥0.5	1500	1300	1000	GB 8195—87
			<0.5	1300	1000	800	
		年加工原油<250 万吨	≥0.5	1300	1000	800	
			<0.5	1000	800	800	
煤制气厂	煤气储存量		<100 t/d	2000			GB/T 17222—1998
			100～300 t/d	3000			
			>300 t/d	4000			

注1：随后所有的修改单（不包括勘误的内容）或修订版均适用于本标准。

注2：卫生防护距离按所在地近 5 年平均风速规定。

注3："t/a" 为 "吨/年"，"t/d" 为 "吨/天"。